长寿饮食术

[日] 镰田实 著

吴佳妮 译

科学技术文献出版社
SCIENTIFIC AND TECHNICAL DOCUMENTATION PRESS

·北京·

图书在版编目 (CIP) 数据

长寿饮食术 / (日) 镰田实著；吴佳妮译 . —— 北京：
科学技术文献出版社, 2025. 1. —— ISBN 978-7-5235
-2115-1

Ⅰ . R155.1

中国国家版本馆 CIP 数据核字第 2024BA4643 号

著作权合同登记号 图字：01-2024-5308
中文简体字版权专用权归北京紫图图书有限公司所有
Original Japanese title: ISHI NO BOKU GA 50 NEN KAKETE TADORITSUITA
KAMATA SHIKI NAGAIKI SHOKUJIJUTSU
Copyright © Minoru Kamata 2023
Original Japanese edition published by Ascom, Inc.
Simplified Chinese translation rights arranged with Ascom, Inc.
through The English Agency (Japan) Ltd. and Shanghai To-Asia Culture Co., Ltd.

长寿饮食术

策划编辑：吕海茹　责任编辑：韩晓菲　刘萌　责任校对：张微　责任出版：张志平

出 版 者　科学技术文献出版社
地　　址　北京市复兴路 15 号　邮编 100038
编 务 部　（010）58882938，58882087（传真）
发 行 部　（010）58882868，58882870（传真）
邮 购 部　（010）58882873
官方网址　www.stdp.com.cn
发 行 者　科学技术文献出版社发行　全国各地新华书店经销
印 刷 者　艺堂印刷（天津）有限公司
版　　次　2025 年 1 月第 1 版　2025 年 1 月第 1 次印刷
开　　本　880×1230　1/32
字　　数　98 千
印　　张　6
书　　号　ISBN 978-7-5235-2115-1
定　　价　59.90 元

为佐贺县女性成为"平均预期寿命日本第一"做出卓越贡献！——镰田式长寿饮食术

　　这几年，机缘巧合，我多次前往佐贺县，致力于引导佐贺县居民学习健康的生活方式。后来，佐贺县一跃成为日本第一的健康长寿县。我通过新闻专栏、广播电台，以及演讲会等各种形式，不断向佐贺县居民提出改善健康的建议。到 2020 年，终于迎来喜人的成果——佐贺县女性的健康寿命[1] 达到了 85.2 岁，与长野县、大分县并列全日本第一。

　　这一改善健康活动的核心内容是，面向佐贺县居民每个月定期举办"不费力的健康长寿实践培训班"，即"镰田塾"。

1　健康寿命：指人们能够维持良好日常生活功能的年限。

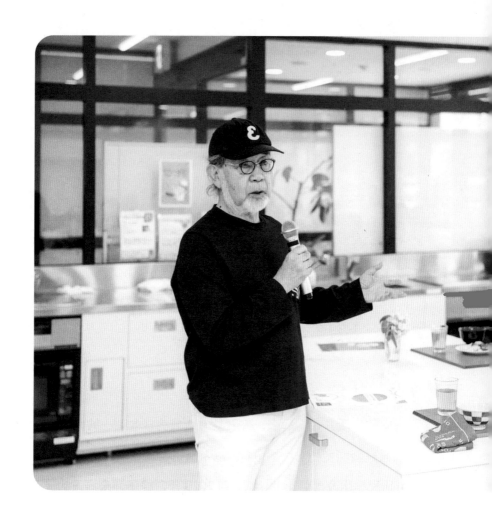

　　镰田塾的培训范围从饮食习惯到体育运动，为了达到居民健康、长寿的目标，提出了各种建议。其中，最核心的建议当属"**饮食**"。我在佐贺县地区营养师的帮助下，开办了烹饪课堂，向学员们传授在家也能轻松实践的饮食方法。

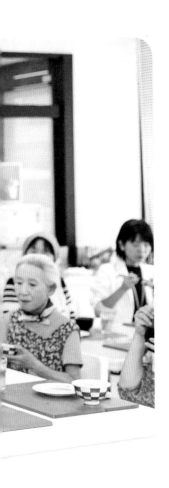

这本书的核心内容就是"肌、骨、血、脑、肠",即肌肉、骨骼、血管、大脑和肠道的健康。这句像咒语一样的话,是我们突破 70 岁、80 岁、90 岁的大关,健康活到 100 岁的秘诀。当然,对于 40 岁、50 岁、60 岁的上班族,以及孩子的健康来说,这也是不可缺少的五个关键部位。

"每天吃 350 克蔬菜""把每周吃 5 次鱼肉、每天吃 3 个鸡蛋当作目标""用高蛋白早餐来预防身体功能衰退"等,镰田塾的教学内容全部围绕"肌、骨、血、脑、肠"。

经常有学员告诉我,把在镰田塾学到的东西,用于每天的实践后,"身体变好了""身体变轻盈了",听到这些话,身为医生的我觉得无比光荣。

镰田塾的学员中,年龄最大的已经 93 岁! 他每天都注重多吃蔬菜和蛋白质,精神矍铄,我要向他学习很多东西。

本书以镰田塾中实践的各种理念为基础，**第 1 章阐述可以每天坚持的快速饮食"11 大秘诀"；第 2 章是我力荐的必吃食材和"不需要菜谱也会做的吃法"；第 3 章介绍了轻松超越百岁的进阶版饮食技巧。**

正如大家知道的那样，多年来，我也一直投身于长野县的地区健康事业。

说起长野县，在 50 年前，我尚未到长野县赴任的时候，那里曾是全国脑卒中发病率第一的"不健康县"。而自"减盐"等改善生活习惯的活动开展以来，取得了显著的成效，2010年长野县的男女平均寿命均为全国第一，至今也是知名的长寿县。本书是我 50 年来在长野县和佐贺县健康推广工作经验的集大成之作。请各位读者务必要尝试一下，让我们从那些最容易实践操作的部分开始吧。

在我看来，长寿意味着，即使年过 90 岁，依然精力充沛，可以自己走着去餐厅，能够尽情享受当天往返的温泉旅行。如果这本书能对大家实现这样的长寿生活有帮助，那就再好不过了。

目　录

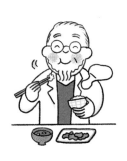

概述 | 长寿的"通关口令"
"肌、骨、血、脑、肠"

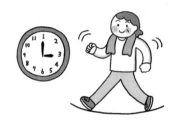

第 1 章 | 稍微花点心思，愉悦而不费力
镰田式"长寿饮食术"11 大秘诀

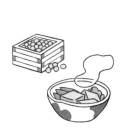
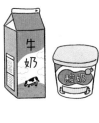

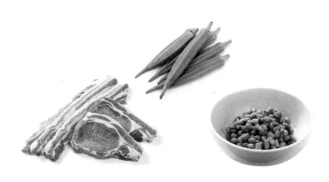

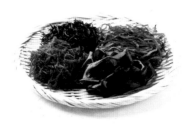

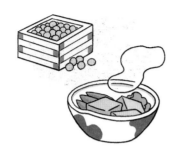

第 3 章

轻松健康活到 100 岁
9 大进阶版饮食技巧

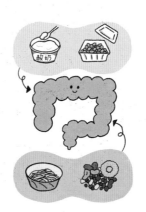

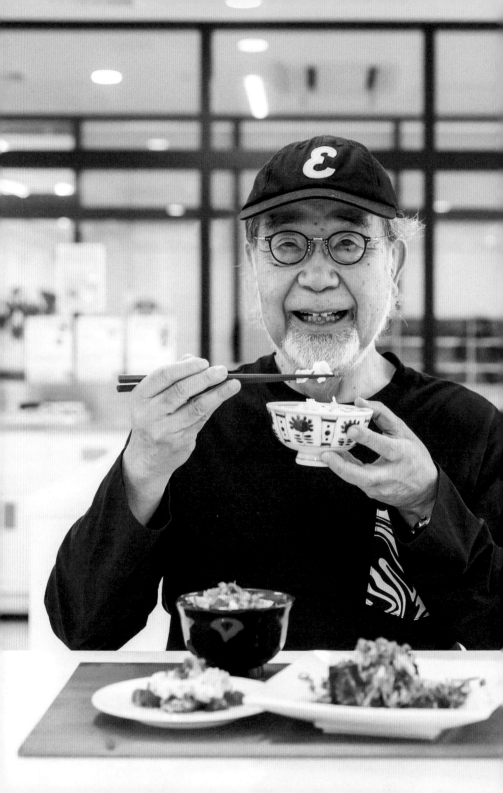

概述

长寿的
"通关口令"

"肌、骨、血、
脑、肠"

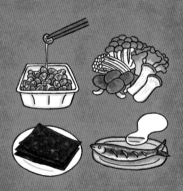

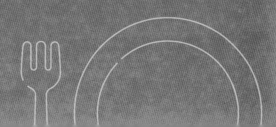

肌肉

避免身体功能衰退，享受蛋白质满满的生活

据说年过 40 岁，人体肌肉含量就会每年减少 1%。

肌肉含量持续变少最可怕的后果就是身体功能衰退。所谓身体功能衰退，是指身体肌肉的衰减，使得身体功能衰退，变得虚弱。相关调查数据显示 [1]，我们当中有 8.7% 的人会

---

[1] 东京都健康长寿医疗中心研究所 2020 年发表。

在 65 岁以后面临身体功能衰退，有 40.8% 的人会面临早期身体功能衰退（身体功能衰退的"预备役"）。

实际上，65 岁以上的人群中，有超过半数的人处于肌肉力量欠佳状态。

如果放任身体功能衰退下去，最终就会发展到必须接受特别护理的地步。尤其是女性，她们的身体功能衰退比例更高，所以更需要积极主动地摄取蛋白质。

充分摄取蛋白质的高蛋白饮食方式，正是"镰田式饮食法"最核心的秘诀。特别是早上摄入的蛋白质能更有效地转化为肌肉。我将其命名为**"高蛋白早餐"**，希望通过这本书在全日本推广这种科学饮食方法。

要想补充蛋白质，每天可以按照每千克体重 1.2 克的量食用鱼、肉、鸡蛋等常见的食材。最根本的做法是要三餐均衡摄入蛋白质。但餐与餐之间的**"勤快补充"**也很重要。奶酪和坚果等**"高蛋白小零食"**，以及镰田塾秘制的调味鸡蛋都很值得一试。

与肌肉有关的长寿三大原则

1　早晨摄取蛋白质，"高蛋白早餐"生活

2　每天按每千克体重 1.2 克的标准
摄取蛋白质

3　通过三餐 + 高蛋白小零食
"勤快补充"蛋白质

　　锻炼肌肉最重要的是在饮食上充分地摄入蛋白质。早上喝酸奶或吃奶酪，把零食中的饼干换成大豆制品或乳制品，每天勤于补充蛋白质，才能塑造优质肌肉。

为时不晚！镰田式自我检查

☐ 站起来的时候有点吃力
☐ 很难打开瓶盖
☐ 和以前相比，更容易疲劳
☐ 追不上走在前面的人
☐ 一年内体重减轻了 2 ～ 3 千克

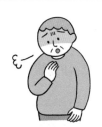

　　以上诸项只要有一项符合，就说明已经出现了早期身体功能衰退；如果有三项以上符合，就很有可能已经出现身体功能衰退。调查显示，尤其是握力下降、肥胖这两种现象同时出现的人，属于"肌少症性肥胖"，这类人罹患认知障碍的风险会比其他人高出 6 倍。[1]

1　出自 2022 年顺天堂大学的调查报告。体重指数（BMI）超过 25，而且握力低于 28 千克的男性、握力低于 18 千克的女性属于"肌少症性肥胖"。

均衡饮食 + 多多补钙

我今年 75 岁，骨密度为 135%（以年轻人骨密度均值为标准，下文 80% 同）。

正常的骨密度应为 80% 以上，这么看来，我的骨密度确实好得惊人。

全日本约有 1280 万人患有骨质疏松症。更年期以后的女性的患病比例尤其高。60 岁以上的日本女性中，每 5 人就有 1 人患有骨质疏松症；70 多岁的日本女性中，每 3 人就有 1 人患有骨质疏松症，有的老人甚至因为一个小小的喷嚏就引发骨折。骨密度水平低下，已经是老年人群体中一个相当严重的问题了。

另外，眼窝部位的眉骨凹陷会使外眼角产生"鱼尾纹"，眼部周围产生"黑眼圈"，面容呈现老态。**强健骨骼的"骨骼强化活动"，对健康的好处不言而喻，对保持全身的年轻状态也至关重要。**

我们通常认为鱼类、贝类和乳制品的钙含量丰富，其实蔬菜和大豆制品也富含钙。详细内容我将在第44页的**"4选2"法则**中介绍，从各种食材中均衡地摄入钙元素是非常重要的，钙元素容易被排出体外，因此我们必须频繁地摄入钙元素。食用晒干的小沙丁鱼这类"整条小鱼"可以让我们高效、轻松地摄取钙元素。**相反，我们特别要警惕会让钙元素排出体外的磷元素。**让我们通过本书介绍的饮食方法，每天都让骨骼更加强健吧。

与骨骼有关的长寿三大原则

① 在每天的饮食中采用"4选2"法则

② 积极频繁地补钙

③ 要警惕磷元素含量高的食品

即使上了年纪，骨细胞也会每天代谢重生。我们在确保三餐均衡饮食的同时，要常备能连骨头一起嚼碎食用的小鱼等食物，勤于补充钙也是确保骨骼强健的基本做法。另外，维生素 D 和维生素 K 也有助于钙的吸收。

为时不晚！镰田式骨质疏松症检查

☐ 身高比以前缩水了 4 cm 以上
☐ 家里有人患骨质疏松症
☐ 经常喝酒
☐ 腰背感到疼痛
☐ 腰部和背部出现弯曲

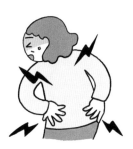

在镰田式自检表中，如果有两项与上述情况相符，说明有很高的骨质疏松症风险。身高缩水、背部和腰部等部位的病变都是骨骼衰退的征兆。同时过度饮酒也会通过利尿作用将钙元素排出体外。另外，遗传因素也会影响骨骼的强度。

人与血管同衰老，改善饮食可回春

美国的医学博士威廉·奥斯勒说过一句话："我们人类是和血管一起衰老的。"这话说得没错，富有年轻活力的血管正是长寿的秘诀。

在此我向大家介绍一个可以简单计算血管老化程度的公式：

（最高血压－最低血压）÷3+ 最低血压

请将自己的血压数值套入公式，结果超过 100，就是血管衰老的征兆。有可能动脉硬化已经开始出现了。中老年人如果最低血压和最高血压在 90 ～ 150 毫米汞柱，是无须用药的，通过改善生活习惯就可以控制血压状况。

在饮食上首先应该注意的是"少盐"。盐分摄入过多会导致血压升高，加速血管老化。本书还介绍了简单又有趣的利用醋和牛奶来减盐的方法，希望大家务必尝试一下。另一个关键在于，要多吃蔬菜和海藻。菠菜、小白菜和海藻中含有丰富的钾，钾元素可以帮助排出盐分。钾是维持血压正常的矿物质，所以一定要每天摄入。

此外，还可以利用具有抗氧化和抗炎症作用的生姜和香料等食物。要在调味料上多用心思，比如使用减盐的酱油。

与血管有关的长寿三大原则

1 巧用醋或牛奶来减盐

2 多吃蔬菜和海藻使血压稳定

3 添加具有抗氧化作用的食物

　　关于每天摄取盐分的目标量，男性应不超过 7.5 克、女性应不超过 6.5 克。高血压患者，无论男女，盐食用量都不应超过 6 克。但实际上，根据厚生劳动省的统计数据，日本人的盐食用量，男性为 11 克，女性为 9 克左右。在我们日常的饮食中，盐分超标的可能性很大！

为时不晚！镰田式动脉硬化检查

☐ 爬楼梯时会感到胸闷
☐ 手脚发凉、发麻
☐ 会有身体发冷、水肿、肩膀僵硬等
　 轻微不适
☐ 血压和血糖值升高
☐ 喜欢重口味食物

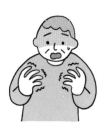

　　如果符合两项以上，可能已经有动脉硬化的症状了。血管遍布我们全身，如果血管出现病变，我们的胸部和四肢都会感到异常。身体发冷、肩膀酸痛等都是毛细血管失调的表现，需要特别注意。

预防认知障碍的核心是调整饮食方式

　　我最近经常想不起别人的名字，在说话时用"这个""那个"的频率也比以前高。大脑衰退，尤其是认知障碍，其实离我们每个人并不遥远。

　　虽然很多人都有这样的误解，**但其实认知障碍并不是突发性疾病，它和糖尿病一样，是一种生活习惯病。通过改变生活习惯，我们完全有可能遏制住认知功能的衰退。在轻度认知障碍阶段，只要应对得当，我们是很有可能将大脑恢复到**

正常状态的。而这一应对方法的核心依然是"饮食"。

让我们在日常饮食中，加入富含 DHA 的青背鱼，以及坚果这类富含能促进脑神经联结的 ω-3 脂肪酸的**"健脑食物"**吧。

另外，蔬菜和水果含有的多酚类物质能够有效预防大脑的氧化。我经常说，每天都要吃够 350 克蔬菜，**饮用蔬菜汁就是一个很便捷的方法。**而把米饭、面食等糖类食物放在最后吃的**"糖类后置饮食法"**，能够让血糖上升得更加平稳，具有预防大脑慢性炎症的效果。

让我们重新审视每天的饮食，一起迈向不患认知障碍的人生吧！

与大脑有关的**长寿**三大原则

1 通过"健脑食物"向大脑输送营养

2 一天吃够 350 克蔬菜的便捷方式是
饮用蔬菜汁

3 最后吃糖类食物的"糖类后置饮食法"

食用"健脑食物",饮用富含多酚类物质的绿色蔬菜汁都能促进大脑活性。为了平稳血糖值,一定要注意饮食的"进食顺序"。日积月累,让我们远离认知障碍。

为时不晚！**镰田式**认知障碍**检查**

☐ 同样的问题问了很多遍
☐ 想不起来人名
☐ 懒得外出
☐ 不再讲究穿着
☐ 经常找不到钱包和钥匙

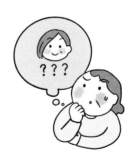

如果符合两项以上,就可能处于认知障碍早期的轻度认知障碍阶段。如果有反复问同样的问题、一下子想不起人名等征兆,就要注意了。不常与人交往也会降低认知功能。

蔬菜和发酵食品能调理肠道环境

　　肠道是消化食物、吸收营养的器官，我们人体约七成的免疫细胞也存在于肠道中，发挥着保护人体不受病原菌侵害的作用。

　　近年来，我们进一步了解到，肠道中约有 1 亿个神经细胞，通过自律神经与大脑相连。这被称为"脑肠相关"。

　　人之所以在肚子痛、肠道不舒服时郁郁寡欢，就是这个原因。

肠道可以说是第二大脑。调理肠道状态，关系到大脑健康。

另外，肠内的有害菌增加会诱发炎症，成为出现睡眠障碍、认知功能低下、大肠癌等的原因，所以改善肠内环境正是长寿的关键。

要想调理肠内环境，就要多吃富含膳食纤维的食物。要做到每天食用350克的蔬菜貌似很困难，但是第38页介绍的"盛宴味噌汤"，或是前面提到的蔬菜汁，都是便捷又立竿见影的方法。

请在日常饮食中有意识地多吃一些发酵食品吧。特别是食用不同产地的发酵食品，这样能让不同种类的细菌在肠内发挥作用，增加有益菌。我就经常食用不同产地的纳豆，或是饮用各种品牌的酸奶。

与肠道有关的长寿三大原则

1 多摄入膳食纤维

2 让不同产地的发酵食品在肠道内
发挥作用

3 沐浴着朝阳吃早餐，启动体内时钟

为了调理肠内环境，保持饮食节奏也很重要。试着养成沐浴着朝阳吃早餐的习惯吧。生理时钟重启后，肠道的功能也会随之变得活跃起来。只要遵守饮食规律，就是很棒的调理肠道的方式。

为时不晚！镰田式肠道健康检查

☐ 长期腹泻或便秘
☐ 大便比以前更细了
☐ 大便的颜色偏黑
☐ 不吃早饭
☐ 每日三餐时间不规律

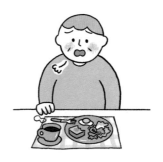

如果符合两项以上，就有肠内环境恶化的可能。我们可以根据自己的大便状况来确认肠道健康与否，如果感到不适，现在就开始实践有益肠道的饮食方法吧。另外，吃饭时间也需要注意，规律地饮食对肠道健康是不可或缺的。

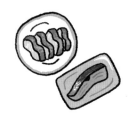

只要同时兼顾

"肌""骨""血""脑""肠",

就能在面对美食时,

不需要忍耐,尽情品味食物。

把镰田式"长寿饮食术"运用于生活,

只要稍稍用心,

就能改变你的人生。

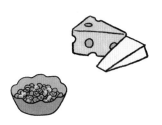

均衡营养每一餐，
"肌、骨、血、脑、肠"食材清单

肌肉

鸡胸肉

豆腐

金枪鱼、鲣鱼

牛奶

酸奶

奶酪

秋刀鱼

菌类

羊栖菜

蔬菜干

五项全能

花椰菜

纳豆

骨骼

小鱼、樱虾
（小沙丁鱼干、柳叶鱼等）

小油菜、菠菜

青花鱼罐头、沙丁鱼罐头、大马哈鱼（青背鱼和红肉鱼）

香油、亚麻籽油、橄榄油

蛋黄

鸡肝

蓝莓

鳄梨

坚果类

高纯度黑巧克力

咖啡

咖喱粉

本书介绍了能让肌肉、骨骼、血管、大脑、肠道更加健康的长寿饮食术。长寿饮食术的根本在于食材的选择。下面这张清单中的每种食材都各有疗效。如果我们每天的饮食都能做到营养均衡的话，就一定能够塑造出健康有活力的身体。镰田医生特别喜爱和推荐的食材，会用 ⬭ 特别标注哦!

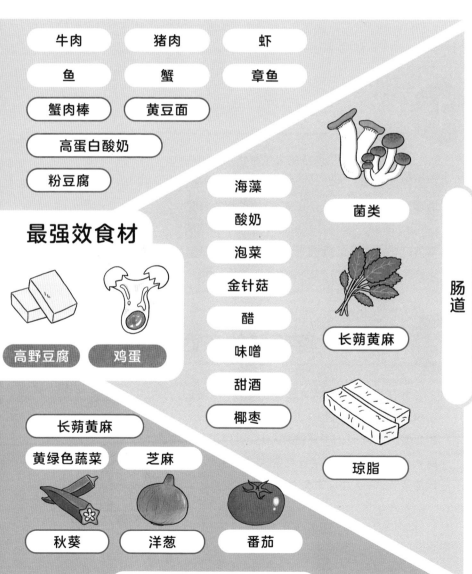

牛肉　猪肉　虾

鱼　蟹　章鱼

蟹肉棒　黄豆面

高蛋白酸奶

粉豆腐

海藻

酸奶

泡菜

金针菇

醋

味噌

甜酒

椰枣

菌类

长蒴黄麻

琼脂

肠道

最强效食材

高野豆腐　鸡蛋

长蒴黄麻

黄绿色蔬菜　芝麻

秋葵　洋葱　番茄

血管·大脑

长寿饮食术
五大原则

只需要吃美味的东西就能取得长寿的"胜利"，不必太费力，稍加用心就能做好的镰田式长寿饮食术，没有晦涩的理论和复杂的技术，只要践行五大原则，就算年过 90 岁也能健步如飞。

1 不必太费力

"不必太费力"是我的人生格言。不需要严格控制饮食。去吃你想吃的东西吧。但是，要牢记健康这个目标。正如 93 岁的川副先生 (25 页) 所说，"坚持才是良药"。从你能做到的事情开始，每天坚持书中介绍的饮食方法吧。这是跨越 70 岁、80 岁、90 岁大关的第一步。

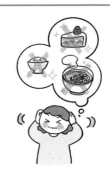

2 吃美味的东西

太在意代谢率的人，往往会减肥。但是过了 60 岁，就不要总想着减肥了。有数据显示，BMI 值[1] 在 24 ～ 27 的"微胖人士"往往更加健康长寿。要想长寿，就要吃美味的东西。连食欲都要节制的人生，未免太无聊啦！

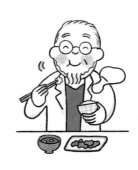

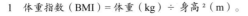

1 体重指数（BMI）＝ 体重（kg）÷ 身高^2（m）。

3 尽量选择轻松的方式

每天做三顿饭实在很辛苦。如果你可以合理利用好的净菜和冷冻食品等，就能缩短烹饪时间。不必太费力，尽量选择轻松的方式，优哉游哉就好，这就是镰田式长寿饮食术。完全没有必要对制作便捷的快速饭菜有负罪感！

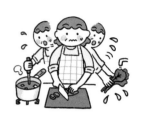

4 稍加用心即可

本书介绍的饮食方法，没有晦涩难懂的理论和烹饪方式，只要稍微花点心思就好。比如把糖类放在最后吃的"糖类后置饮食法"，以及多种发酵食品搭配食用等简单技巧。这是即使不擅厨艺的人也能轻松借鉴的方法，大家都能轻松尝试。把这些小心思都变成习惯，那你就等于已经赢了！

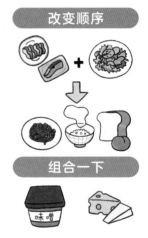

5 寻找乐趣

我的健康饮食法是以"乐在其中"为大前提。烹饪本身自不必说，在食材和餐具的选择上也请一定要找到其中的乐趣。希望大家每天都能实践长寿饮食术，并乐在其中。

镰田塾的养生法

凭借饮食、运动、人际交往,
赢得了健康长寿日本第一!

今天的镰田塾培训课程是以"能够有效增肌的高蛋白早餐"为主题的。我们制作了含有大量蔬菜的盛宴味噌汤,之后还做了干白萝卜丝番茄酸奶沙拉、高油酸大豆饭(大豆饭是以洗净的干大豆和白米以1:2的比例煮制的)、青花鱼罐头汤。

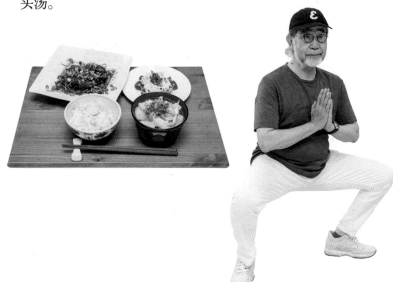

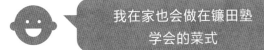

各位学员的心声！

我在家也会做在镰田塾
学会的菜式

毫不费力又非常美味，都是
稍稍用心就能做出来的菜！

身体更加强壮，
不再感冒了

我的丈夫以前不爱吃蔬菜，
现在也开始吃沙拉啦！

肠道调理效果非常明显，
通肠稳定。晚上也睡得很香！

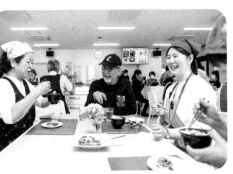

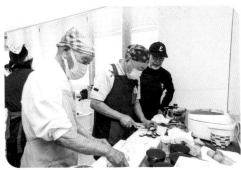

早餐要吃得丰盛，这是高蛋白饮食法的基本原则。通过这一餐，我们可以摄取 25 克的蛋白质，再加上丰富的膳食纤维，从早上开始，肠胃就可以被调理得很好。

我在佐贺县开设镰田塾已有 6 年，佐贺县曾经的人均医疗费用在日本都排名靠前，被称为"不健康县"。在镰田塾教学期间，我带领学员们吃美味、健康的食物，做力所能及的运动，与人广泛交流，通过这样的方式让大家都充满活力，健康长寿——这正是我们镰田塾的奋斗目标。

佐贺县广播电台主持人　**吉野牟田先生**

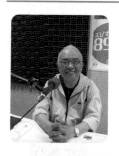

镰田医生参与的《幸福处方》电台节目每周三下午 5 点播出。全日本都能在网络上收听到这个节目。

我摆脱压力与肥胖的饮食方法和镰田医生教授的方法一样

以前因为压力变胖的时候，我会有意识地改变我以前的饮食习惯，多吃蔬菜、鱼和鸡胸肉。仔细想想，这些就是镰田医生经常说的饮食技巧吧。

我花费一年半时间，瘦了将近 20 千克。这次成功的体验，变成了我如今积极生活的动力，让我有迎接下一阶段目标的干劲。镰田医生经常教导我，积累小的成功很重要。

镰田塾
最年长学员！

向 93 岁高龄的
川副达夫先生
请教长寿秘诀

总之，"坚持才是良药"

　　大家好，我是镰田塾的学员川副达夫。我今年93岁了，我似乎是如今镰田塾学员中年龄最大的。

　　经常有人问我长寿的秘诀是什么。我想，或许是因为我家曾有一个菜园，我一直都吃很多蔬菜吧。**镰田塾里一直传授一个理念："老人要多吃高蛋白食物，这一点很重要。"所以我一直以来都会往味噌汤里加个鸡蛋，或是间歇性补充蛋白质。而且我不光每天都吃纳豆，也很喜欢吃鱼。**

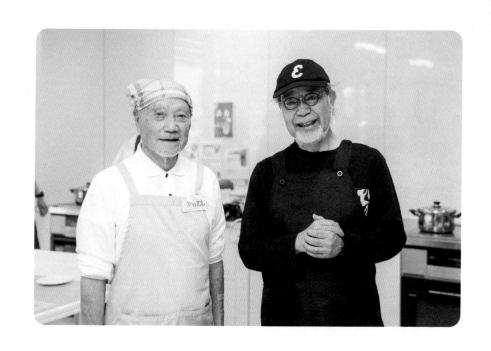

　　我每天早上4点起床，每半个月去打一次清水，烧开水喝。以前，即使在冬天我也喝冷水，但是镰田塾告诉我们"冷水刺激性太强烈，还是喝热水吧"。据说每天早上喝热水可以调整自主神经，刺激肠道，具有通便效果。

　　在镰田塾，我交到了朋友，找到了我开展社交生活的契机。而且我还在学习尺八，在课间做广播体操。这样的生活持续了60多年。

　　如果你觉得有什么方法不错的话，就一定要坚持下去。坚持才是良药。最近我还参演了佐贺县的电视广告。长寿实在是一件美妙的事。

川副先生
保持活力的秘密

以蔬菜为主的饮食

满满蛋白质的味噌汤

每天早上喝一杯白开水

享受兴趣爱好

常与人交流

做课间体操

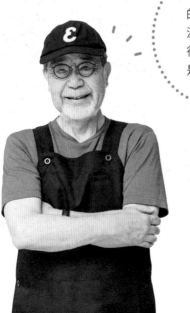

镰田塾的目标是"让90多岁的人也能独自去享受当日往返的温泉旅行"。川副先生就是身体力行地做到了这一点的人。"坚持才是良药",实在是一句箴言。

27

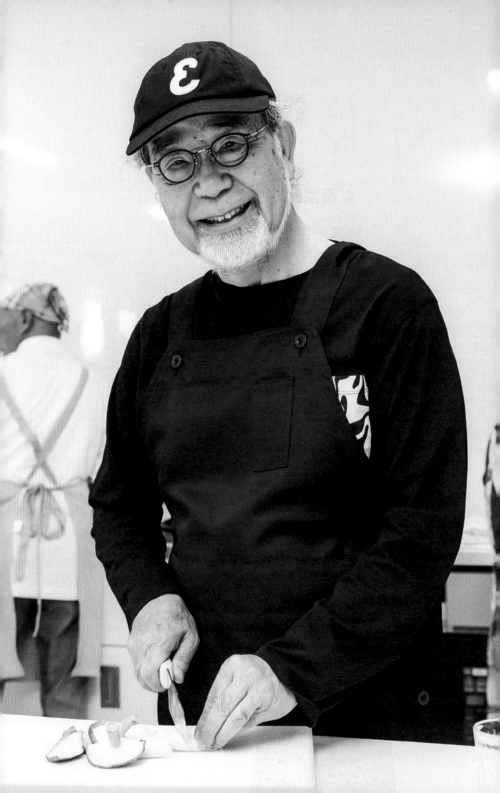

第**1**章

稍微花点心思，
愉悦而不费力

镰田式
"长寿饮食术"
11大秘诀

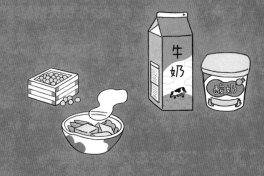

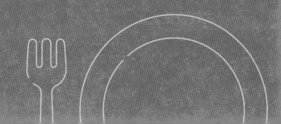

接下来就是实践篇！

强化你的"**肌、骨、血、脑、肠**"，拥有强健体魄，无惧高龄，每天都能乐享步行，前往自己喜欢的地方。

让我们来谈谈如何通过饮食技巧永葆健康吧。

为了锻炼肌肉，预防身体功能衰退，**我们要按照每千克体重 1 克，老年人需要按照每千克体重 1.2 克的比例来补充蛋白质。**

钙能够强健骨骼，**让我们用自己的双脚轻快地行走。但是日本人每天的钙摄入量缺少 150 ～ 200 毫克。**

为了让血管、大脑、肠道永远健康地工作，**希望你每天能吃够 350 克蔬菜，也希望你每天都能吃鱼。**

你觉得要做到这一点很难吗？

没关系。

我从来都没有说过"有什么想吃的，忍着不要吃"。我反而认为"吃到好吃的东西，是胜利"。

吃自己喜欢的东西，尽享美食，无须费力。这就是镰田式饮食法。

但是，**要做到这一点，就需要稍微花点心思**。接下来，我就来为你介绍，能在每天的饮食中轻松使用的镰田式饮食法**"11大秘诀"**。

不用一下子就全部尝试。你可以从你感兴趣的部分开始尝试。

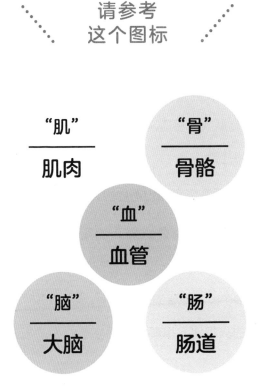

请参考
这个图标

"肌"
———
肌肉

"骨"
———
骨骼

"血"
———
血管

"脑"
———
大脑

"肠"
———
肠道

秘诀 1

镰田式味噌丸与鸡蛋革命
易增肌的高蛋白早餐生活

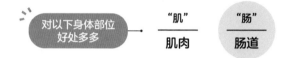

对以下身体部位好处多多 → "肌" 肌肉　"肠" 肠道

　　身体一次能吸收的蛋白质的量是很有限的。即使我们胡吃海塞地摄取大量的蛋白质，如果不能吸收，多余的蛋白质最终也会被排出体外。

　　关键是，**我们要在三餐中均衡地摄入蛋白质。**

　　其中最重要的是，**早餐时摄入的蛋白质，即"高蛋白早餐"。**

　　一项以高龄女性为调查对象的调查结果[1]显示，**与晚餐摄入更多蛋白质的人相比，早餐摄入更多蛋白质的人，骨骼肌**

1　根据长崎大学和早稻田大学主持的研究组的调查报告。

指数和握力更高。这是由我们体内的生物钟决定的，所以不吃早饭是最不可取的。

但是，从日本人一日三餐摄入的蛋白质比例来看，无论是小孩还是成年人，晚餐中蛋白质摄入的比例是最高的，早餐的蛋白质摄入量只有晚餐的一半左右。**我们只要将早餐、晚餐的蛋白质摄入比例调换过来，就能有效增肌，预防身体功能衰退。**

"高蛋白早餐"最强大的伙伴当属味噌汤。请一定要善加利用"**镰田式味噌丸**"。镰田式饮食法的关键是，**大量地使用有益于高蛋白饮食的青花鱼罐头、奶酪、蔬菜来制作味噌丸。**

每天早上只需要注入热水，就能制作一道味噌汤。我认为这种味噌丸，是能够在每个忙碌的清晨掀起一场早餐革命的秘诀。

不仅要增加早餐中蛋白质的比例，早饭的量也要整体增加，**早餐、午餐、晚餐的比例为 4：4：2 是最理想的。**如果做不到，让我们至少把 4：3：3 的比例当作努力的目标吧。

在某个电视节目中，我提出了"**高蛋白早餐**"，一起录制节目的人都给予了极大的好评。今后，我想向全国推广这种饮食模式。

长寿饮食术 "高蛋白早餐"
用 "镰田式味噌丸" 制作的 "高蛋白味噌汤"

蛋白质含量提高 10 克!

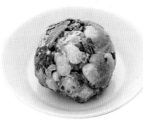

· 大豆
· 秋葵
· 菠菜

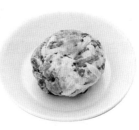

· 青花鱼罐头
· 奶酪
· 菠菜

只要用热水溶化冷冻的
味噌丸就可以了!

分量的标准(2 人份)

味噌 16 克(约 1 大勺)、少盐颗粒状高汤精 2.4 克(1 小勺)、你喜欢的蔬菜适量(能直接吃的冷冻蔬菜或干蔬菜皆可)、你喜欢的蛋白质食物适量

"镰田式味噌丸"是将味噌、颗粒状高汤精和自己喜欢的食材混合在一起,每一份用保鲜膜包裹起来冷冻。如果在味噌丸里放入青花鱼罐头、奶酪、大豆等食物,一顿早餐就能摄入 10~15 克的蛋白质。除此之外,也可以在米饭里拌上蒸过的大豆,或是放上小沙丁鱼干,只要早上花点心思,就能让身体充满活力,远离身体功能衰退!

高蛋白零食

迷你高蛋白饮食的伙伴

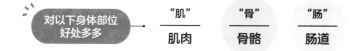

对以下身体部位好处多多 —— "肌" 肌肉　"骨" 骨骼　"肠" 肠道

除了"高蛋白早餐"，我还想向大家推荐"高蛋白小零食"。

特别是上了年纪的人，由于食欲降低，有时候一日三餐都很难吃够分量。三餐之余如果食用水果、日式点心等糖分高的零食，很容易让血糖升高。**让我们用富含蛋白质的零食，来替代这些容易升高血糖值的零食吧。**

例如，在冰箱里常备酸奶、奶酪等乳制品和煮鸡蛋，就是个简单易操作的方法。请一定要试试在本书第 86 页上介绍的"高野豆腐干"。高野豆腐的一半成分都是蛋白质，是一种天然的高蛋白质食物。

坚果不仅富含蛋白质，还有许多对身体有益的油脂、维生素、铁元素和膳食纤维，是营养均衡的零食。

我经常吃花生和炒大豆。1茶匙炒大豆中含有1.2克蛋白质，非常适合"小腹活动"。

另外，佐贺县武雄市生产的"高油酸大豆"也非常不错。

据说油酸可以降低胆固醇，所以血脂高的人一定要尝试一下。

吃"高蛋白小零食"的时间最宜安排在上午10点或下午3点，在三餐之间。另外，增肌锻炼后的30分钟内，受损的肌肉细胞会被蛋白质修复，是"增肌的黄金时间"。为了能在理想的时间里及时补充蛋白质，请务必在冰箱里常备你的"高蛋白小零食"。

高强度增肌的手工黄豆粉坚果

1 人份坚果，蛋白质含量约为 4.5 克!

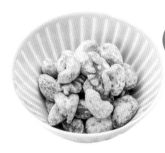

一定要好吃，才算得上是零食哦!

分量的标准（2 人份）

综合坚果（原味烤坚果)40 克，黑糖、水、黄豆粉各 1/2 汤匙

记得每天都要多吃点哦!

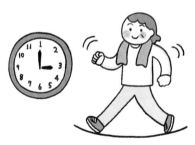

　　黄豆粉坚果是我每天都想吃的健康零食。把黑糖和水倒入平底锅中，用小火加热蒸发水分至糖浆黏稠，放入坚果，将坚果均匀地裹上黑糖糖浆。冷却后撒上黄豆粉就行了。适合在下午 3 点的下午茶时间，或是肚子饿的时候吃。

秘诀 **3**

盛宴味噌汤

5 冠王减盐法

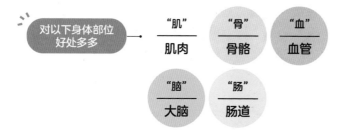

对以下身体部位好处多多 → "肌" 肌肉　"骨" 骨骼　"血" 血管　"脑" 大脑　"肠" 肠道

　　我刚到长野县工作的时候做的第一件事就是减少居民的盐食用量。当时的长野县，是全日本脑卒中发病率最高的县。当地的饮食文化中，习惯就着高盐分的泡菜——野泽菜，大口大口地吃下好几碗白米饭，这也难怪血管会堵塞了。脑卒中在日本人死亡的原因中位列靠前，很多脑卒中患者病愈后也需要特别护理。脑卒中的致病原因之一就是盐分摄取过多引起的高血压。

为了防止脑卒中、动脉硬化、心肌梗死等疾病，我们必须减少盐的使用量。

我在镰田塾向学员们询问了大家常用的减盐法，得到了各种各样地回答："多吃蔬菜。""使用低盐酱油。""用醋和柠檬来代替盐调味。"

这些都是很好的方法，特别是用醋来调味，真的非常棒。

只要在菜肴中加入酸味，就能轻松自然地控制盐分。加了醋的菜肴口感清爽，特别适口，味道更鲜美，也能增进食欲。**我总是将酱油和醋，按照 2∶1 的比例来调配手工低盐油醋汁。**

另一道我必推的菜式是**富含蔬菜的"盛宴味噌汤"。**

蔬菜中含有大量的钾，有助于人体将盐分中的钠排出。

钾很容易溶于水，所以很适合用蔬菜来制作味噌汤。

特别是这道"盛宴味噌汤"，**是对"肌、骨、血、脑、肠"都好处多多的"营养 5 冠王"。**培根和鸡蛋能增肌，大豆发酵制成的味噌对肠道有益，还能强化骨骼。大量的蔬菜能够强健血管，其抗氧化能力还能预防大脑老化。

来看看镰田式减盐饮食法

镰田式长寿减盐饮食法①

富含蔬菜的"盛宴味噌汤"

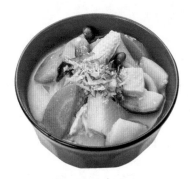

培根能够吊出汤的鲜味

　　使用了胡萝卜、秋葵、卷心菜、口蘑、南瓜、番薯、鸡蛋等10种丰富配料的"盛宴味噌汤"！配料可以根据自己的喜好选择，但是加入培根后真的很好吃！推荐加入薯类，含钾量也很高。

镰田式长寿减盐饮食法②

使用各种醋

● **大米醋**　能感受到大米的香甜、鲜美。其特征是味道浓郁。

● **大麦醋**
玉米醋　以大麦和玉米等为原料。味道温和，很适合做菜。

● **黑　醋**　以糙米为原料。很适合口味浓厚的中华料理。

● **苹果醋**　以苹果为原料的醋。最适合做沙拉调味汁。

● **葡萄醋**　用葡萄汁酿造的醋，很适合做肉或蔬菜的酱汁。

秘诀 **4**

早餐奶和睡前奶

减少盐分，强健骨骼

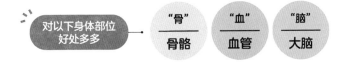

对以下身体部位好处多多 → "骨" 骨骼　"血" 血管　"脑" 大脑

　　日本人盐分摄取量多的原因之一是经常把味噌、酱油、盐作为调味料使用。另外，钙也容易不足。

　　而能弥补日本饮食缺陷的强大伙伴，正是牛奶。日常料理在牛奶的加持下，可以迅速变成美味的减盐菜式！

　　因为加入了牛奶，即使减少了酱油、高汤、味噌等的盐分，也能激发出食材的香味和鲜味，让菜肴变得更加美味。而且牛奶是均衡摄取脂肪、糖类、矿物质、维生素的营养全能食品。

41

我特别推荐在早上和晚上喝牛奶，简称"**早餐奶**"和"**睡前奶**"，做菜时也可以使用牛奶。

牛奶不仅可以预防脑卒中、高血压和骨质疏松症，而且**最关键的是，用牛奶做菜简单易上手**。具体用法如下。

·**作为高汤**: 将味噌汤的一半汤汁换成牛奶。把做日式蛋卷时的高汤换成牛奶。

·**稀释、勾兑**: 用牛奶来稀释拌面酱汁，把炖菜的水换成牛奶。

·**炖煮、泡发**: 用牛奶煮蔬菜，用牛奶泡发干白萝卜丝和羊栖菜。

·**加面粉搅匀，制成牛奶面糊**: 用牛奶来做油炸食品的面衣。

就这么简简单单地，家常菜摇身一变，成为了减盐壮骨的健康菜式。超美味又易上手。这就是"长寿饮食术"的奥秘。在做鱼的时候用牛奶，不仅有去腥的作用，还能让鱼肉变得更加蓬松柔软，让人一口就吃出牛奶入菜的不凡之处。

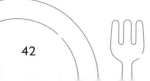

更鲜美、更浓郁

每日减盐用牛奶，补钙效果 100 分！

镰田式长寿减盐饮食法③

为大家介绍在三款家常小菜中使用牛奶的做法。少放调味料，减少盐分，牛奶让味道更浓郁、营养更丰富！下面标注了和一般的烹饪法相比，牛奶烹饪的菜式在盐量和钙量方面的差别。

·牛奶猪肉汤

醇厚的成品，营养很均衡。

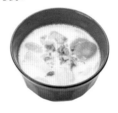

盐用量
-0.7 克

钙含量
+30 毫克

·梅子味噌牛奶煮青花鱼

用牛奶代替水，味道也更好。

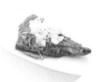

盐用量
-0.8 克

钙含量
+30 毫克

·用牛奶泡发的羊栖菜制作沙拉

只需用牛奶泡发羊栖菜，风味出众！

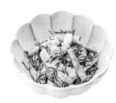

盐用量
-0.5 克

钙含量
+190 毫克

"4选2" 法则

骨质疏松症的救星

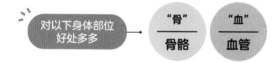

对以下身体部位好处多多 → "骨" 骨骼 "血" 血管

99% 的钙储存在我们的骨骼和牙齿中。剩下的 1% 存在于血液和肌肉中，所以说，**骨头就是钙的"储藏库"**。

但是，身体中的钙不足的话，骨头中的钙会溶解，继而沉积到血管壁上。这种现象被称为"钙悖论"。虽然这是保护身体的必要功能，但从结果来看，钙会从骨骼中流失，这就导致了骨质疏松症。

罹患骨质疏松症后，骨头会变得脆弱，甚至打喷嚏都会导致骨折。另外，如果钙质在血管中沉积，就会堵塞血管，成为动脉硬化、脑梗死等血管系统疾病的原因。

75 岁以上的男性每天需要摄入 720 毫克钙，女性则需要摄入 620 毫克。但是，很多人的每日钙摄入量缺少 150~200 毫克。为了预防骨质疏松症，**我希望老年人每天比现在多摄入 200 毫克钙。**

　　含钙量丰富的食材有乳制品、大豆及大豆制品、蔬菜类、鱼贝类及海藻等。每天吃饭时，请从上述 4 种食材中，至少挑选 2 种及以上食用。我将其命名为"4 选 2"法则。诀窍是选择适合自己的食材，常备于家中。钙会随着尿液和粪便一点点排出体外，所以只能通过每天的饮食来补充。请按照这个"4 选 2"法则，每天多多地摄入钙吧。

每天都要努力强健筋骨
"4选2"法则！

　　钙含量高的食材主要有以下 4 种。因为蔬菜里也含有钙，所以可以将蔬菜、大豆及大豆制品、海藻搭配做成沙拉等，稍微花点心思就能轻松达到"每天至少挑选 2 种食用"的目标啦！

就是这 4 种食材

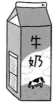

乳制品

　　一杯 200 克牛奶中含有 220 毫克钙，酸奶和奶酪中钙含量也很丰富。

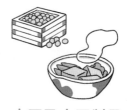

大豆及大豆制品

　　大豆食品在强健筋骨方面表现优异，高野豆腐（干燥）中每 20 克就含有 126 毫克钙。

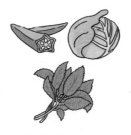

蔬菜类

　　60 克长蒴黄麻中含钙量为 156 毫克，很多蔬菜的含钙量异常丰富。

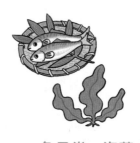

鱼贝类、海藻

　　味噌汤里使用约 1 杯的裙带菜，可以让我们能轻轻松松地摄入钙。每 1 克裙带菜的含钙量为 9 毫克。

秘诀 **6**

维生素 D 和维生素 K

激发钙能量

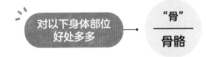

对以下身体部位
好处多多 → "骨"
骨骼

如果你想骨骼强韧有力，步入老龄后仍能健步如飞，那么你不仅要补钙，还要同时补充维生素 D 和维生素 K。**维生素 D 能够提高肠道对钙的吸收率，维生素 K 则能够帮助钙沉积在骨骼上，且兼具抑制破骨细胞的骨吸收作用。**

维生素 D 多存在于鱼和蘑菇等食物中，维生素 K 多存在于发酵食品中。纳豆中的维生素 K 含量遥遥领先，海苔、裙带菜、羊栖菜等海藻类食物中也含有维生素 K。

如果要吃高钙食物的话，也要同时吃这些食物，才能充分发挥钙的能量。

不需要烦琐的烹饪步骤，只需要搅拌，就能制作出高效补钙的懒人料理了。拿第 89 页介绍的"什锦纳豆"举例，这道菜中不仅富含钙、维生素 D 和维生素 K，而且蛋白质和膳食纤维的含量也相当丰富，是我极为推荐的菜肴。

我们要少食用含磷量高的食物，因为磷元素会让骨骼变脆弱。磷元素是人体必需的矿物质，**但如果摄入过多，磷元素就会与身体里的钙元素结合，最终和钙元素一起被排出体外。**另外，如果肾脏有疾病的话，磷元素从尿液排出的功能就会减弱，身体容易堆积磷元素。患有肾病的人尤其要注意减少磷元素的摄入量。

食盐和酒精也会加快钙元素随尿液排出的速率。所以要切记，饮食要少盐，喝酒要适度。正确饮酒的方法请参考第 152 页。此外，还要尽量少吸烟。

吃什么才是骨骼健康的关键
这个秘诀一定要牢记！

维生素 D 可以促进骨骼的形成和生长，提高免疫力。维生素 K 可以止血，并防止动脉血管的钙化。请在每天三餐多多摄取这两种维生素吧。此外，经常吃快餐和零食的人有可能会摄入过量磷元素。

下列这些食物，
维生素 D、维生素 K 含量很丰富！

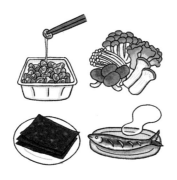

蘑菇、鱼、鸡蛋等食物中富含维生素 D，纳豆、海苔等食物中富含维生素 K。日常请多食用这些食物。

磷元素含量高的食物

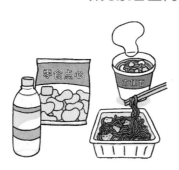

方便面、零食点心和软饮料中磷元素含量较高，为了骨骼健康，要控制这些食物的摄入量哦！

蔬菜汁和樱桃番茄

350 克蔬菜轻松饮食

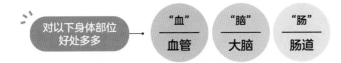

对以下身体部位好处多多 → "血" 血管 | "脑" 大脑 | "肠" 肠道

　　无论是为了肠道的正常运转，还是为了血管的健康，绿色蔬菜和膳食纤维都必不可少。**我建议一日三餐要吃够 350 克蔬菜，那么平均到每一餐的蔬菜分量大概是双手一捧的量。**

　　不过，要食用这么多的蔬菜，还是需要费点心思的。第 38 页介绍的"盛宴味噌汤"就是选择之一。还可以把市售的金平牛蒡（金平牛蒡，是以牛蒡、胡萝卜或莲藕为主要材料，切丝炒制，加以味醂、酱油调味的小炒。中国山东地区有类似菜式——香炒牛蒡丝）炒制加在米饭里，简简单单就能做成超级豪华、满是蔬菜的金平牛蒡盖饭，味道好极了。

另外，我每天早上都会喝一杯蔬菜汁。

将适量蔬菜切好，放入搅拌机搅打成汁即可。

一口气喝光这杯蔬菜汁，就能摄取一天所需分量的60% ~ 70% 的蔬菜。由于没有经过加热，自然也不会破坏蔬菜中的维生素 K，又因为是连同蔬菜的叶子和皮一起食用的，膳食纤维的含量也很丰富。

蔬菜和水果中含有的多酚能抑制认知功能下降。美国范德比尔特大学的研究结果表明：**每周喝 3 次以上蔬菜汁的人，比起每周喝蔬菜汁不超过 1 次的人，认知障碍的发病率要低很多。**

前些天，听青森市的市长说，青森县居民每天吃的蔬菜比标准量少 60 克。乍一听，可能不好理解 60 克究竟是多少，其实只不过相当于 6 个樱桃番茄的分量。**只需每餐加 2 个樱桃番茄，就能补充所缺的蔬菜的分量。**

这样一想，吃够蔬菜的难度一下子就降下来了吧？

跨越"350克壁垒"！
镰田式蔬果汁与樱桃番茄行动

镰田式蔬菜汁

用什么蔬菜制作
都可以！

用200克
蔬菜
榨蔬菜汁

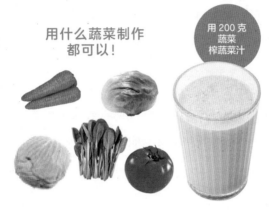

胡萝卜、油菜、卷心菜、莴苣、番茄……镰田式蔬菜汁的原材料选择非常自由，什么蔬菜都可以。翻一翻冰箱里现成的蔬菜，凑足200克，和牛奶一起放进搅拌机搅打成汁就可以了。但是，为了控制糖分，切记不要放水果进去。可以用牛奶或酸奶来稀释蔬菜汁的涩味，也可以放1茶匙香油来增香。

蔬菜分量不够，就用樱桃番茄来凑！

2个樱桃
番茄
大概是
20克

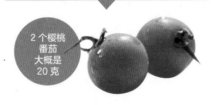

1个樱桃番茄的重量大约为10克。吃饭的时候加上几个，就能弥补蔬菜摄入不足。樱桃番茄是解决蔬菜不足问题的大救星，在冰箱里常备，即可无忧。

秘诀 **8**

预制食品活用术

越吃大脑越有活力

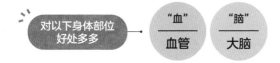

对以下身体部位
好处多多 → "血"
血管 | "脑"
大脑

　　大脑一天消耗的能量，占整个身体每天消耗能量的 20%。

　　而大脑在体重中所占的比例仅为 2% 左右，从比例来看，大脑消耗的能量相当惊人。为了避免老后罹患认知障碍，请每天都食用能帮大脑恢复活力的"健脑食物"吧。

　　·鱼: 鱼类，特别是青花鱼中，含有大量的 DHA（即二十二碳六烯酸，是人体必需的一种多不饱和脂肪酸，在鱼油中含量较多）和 EPA（即二十碳五烯酸，是人体必需的不饱和脂肪酸，也是鱼油的主要成分之一），DHA 和 EPA 具有减少与阿尔茨海默病有关的氧化应激和炎症的作用。另外，据说 DHA 和 EPA 还能帮助抑制伴随年龄增长而产生的大脑萎缩。

·**坚果**: 坚果中所含的 α- 亚麻酸, 有改善大脑神经传导, 提高血液循环效率, 优化大脑功能的作用。

·**大豆制品**: 大豆制品含有的大豆卵磷脂, 能够提高记忆力, 帮助集中注意力。

·**芝麻**: 含有抗氧化作用强的芝麻素, 有预防动脉硬化的效果。

·**紫苏籽油与亚麻籽油**: 含有 ω-3 脂肪酸的亚麻酸, 进入体内后会转化为 DHA 和 EPA, 具有使脑神经细胞活性化的作用。因为不耐高温, 所以这两种油要在吃之前浇在料理上。每天 1 茶匙为宜。

·**蔬菜与浆果**: 绿叶蔬菜、红色水果等五颜六色的果蔬中, 含有大量的抗氧化物质、维生素和矿物质, 这些物质对大脑健康益处多多。蓝莓和树莓含有抗氧化物质, 可以防止记忆力衰退。我经常买大量蓝莓放在冰箱冷冻室里保存, 喝酸奶的时候, 放上十来个冰冻蓝莓一起吃, 口感颇像甜点。

通过协同效果提升效用
促进大脑活性化的
"健脑食物"的最强组合

　　有些食物单独食用虽然也有健脑效果，但是搭配起来食用的抗氧化效果更显著。

　　请先试一试下面这些组合。特别是添加了坚果的沙拉，制作起来非常方便。

坚果 × 绿叶蔬菜

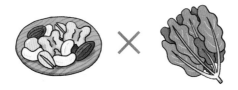

　　富含维生素 E 的坚果，搭配含有其他维生素的蔬菜一起食用，抗氧化功效更强。平时不常吃坚果的人，可以通过这种方式食用包含坚果，以及菠菜或长蒴黄麻的沙拉，这道菜的维生素含量极其丰富。

青背鱼罐头 × 豆腐

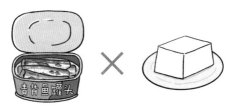

　　青背鱼（来自冰冻水域的沙丁鱼、鲔鱼、鲣鱼、秋刀鱼、竹荚鱼、鲫鱼、真青花鱼、麻青花鱼、鲱鱼、雷鱼、凤尾鱼等，因背部是青色得名）中富含的辅酶 Q_{10}，能够清除加速人体老化的自由基，其与豆腐中的维生素 E 搭配，抗氧化效果大增。可以选择开盖即食的青背鱼罐头。其中沙丁鱼中辅酶 Q_{10} 的含量尤其丰富。

蛋白质优先饮食法
有效防止血糖值急剧上升

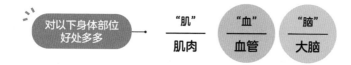

对以下身体部位好处多多 → "肌" 肌肉　"血" 血管　"脑" 大脑

吃饭时先吃蔬菜被称为"蔬菜优先饮食法"。

这种饮食方式是通过先摄入膳食纤维来抑制糖的吸收，防止血糖水平上升，同时抑制食欲。

然而，镰田式饮食法有点不同。**如果先摄入过多的膳食纤维，有可能会抑制蛋白质的吸收**，所以不建议身体功能衰退的老年人采用这种饮食方法。这就是为什么我想推荐"蛋白质优先饮食法"。

与膳食纤维一样，**蛋白质也具有抑制血糖**水平升高的作用。如果先吃肉或鱼等主菜，搭配沙拉等配菜一同食用，就可以抑制血糖水平的上升，同时确保我们能够摄入足量的蛋白质。

吃过蛋白质和蔬菜之后，再吃米饭、面包、面条等主食，这被称作"**糖类后置饮食法**"，有人认为这种饮食方法甚至比"蔬菜优先饮食法"更重要。

餐后血糖水平迅速升高，可能导致血管和脑细胞慢性炎症，增加罹患认知障碍的风险。此外，随着动脉硬化的程度不断加深，血管如果无法向脑细胞输送足够的血液，可能会导致大脑功能下降。

按照"蛋白质优先饮食法"的原则先吃肉或鱼，然后再遵循"糖类后置饮食法"最后吃糖类，按照这个顺序科学饮食，你就可以预防由餐后血糖飙升引发的各种疾病。这就是超越90 岁、健康长寿的秘诀。

只要改变吃饭的顺序就可以了
控制血糖水平

"蛋白质优先饮食法"与"糖类后置饮食法"

通过"蛋白质优先饮食法"和"糖类后置饮食法"来稳定你的血糖值，你不仅不会容易感到饥饿，并且还可以有效预防代谢综合征。此外，它还有许多积极的作用，例如，能够提高注意力，让工作和家务劳动更富有效率。

先吃肉和蔬菜再吃主食

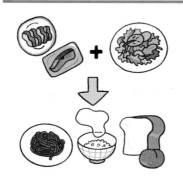

在心里给自己定一个规则，先吃肉或鱼等主菜，同时食用蔬菜，你就能做到营养均衡，恰到好处。

什么是血糖峰值？

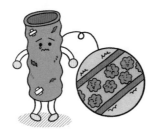

正常情况下，血糖值都是缓慢升降的，如果起伏变化太过激烈，就会伤害到血管，久而久之便会堵塞血管。

肉桂咖啡

预防"幽灵血管"的神奇饮品

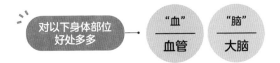

对以下身体部位 好处多多 → "血" 血管　"脑" 大脑

每周我都会参加佐贺县的一个名为"幸福处方"的广播节目。在节目里，一位 70 岁的女士向我咨询说："我的脚趾尖发冷，有刺痛感，有时会泛白。"

有两个原因可能导致这样的症状：**要么是由于交感神经系统压力过大，导致血管收缩，血液流动不畅；要么是因为血管老化，导致血液流动出现问题。**

据说人类的全部血管的总长度达到了 100 000 千米（可绕地球两圈！），其中 99% 的血管是毛细血管。**一旦这些毛细血管成为"幽灵血管"——虽然有血管，但血液却不流动，就会**

引发四肢末梢冰冷、身体水肿、肩膀僵硬、动脉硬化、高血压、脑梗死等症状。

更可怕的是，当大脑中的毛细血管变成"幽灵血管"后，就无法清理大脑中的老化废弃物和 β- 淀粉样蛋白沉积物，从而引发阿尔茨海默病。

为了预防"幽灵血管"出现，我们要多吃富含抗氧化成分的食物。

黄绿色蔬菜所含的色素，以及红色鱼类所含的虾青素，具有抗氧化特性，可以防止血管老化。如果你希望每天都能摄入富含抗氧化成分的食物，我推荐饮用肉桂咖啡。**肉桂咖啡中含有的多酚和肉桂，具有很强的抗氧化和扩张血管作用，两者结合起来效果极佳。**当血管扩张时，血液流动会更通畅，毛细血管也会得到修复。可以说，肉桂咖啡是对付"幽灵血管"的"灵丹妙药"，我推荐手脚发冷的人常饮用。我是一个咖啡爱好者，每天下午3点的时候都会喝1杯肉桂咖啡。

镰田式肉桂咖啡预防"幽灵血管"!

镰田式肉桂咖啡

因为肉桂粉容易结块，所以我推荐使用块状肉桂。我通常使用肉桂棒，就是晒干后制成卷装的肉桂树树皮。

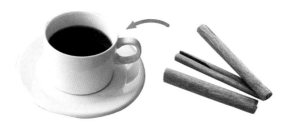

对我来说，每杯咖啡中浸泡 1/10 根肉桂棒就足够了。你可以选择你喜欢的浸泡时间长短。摄入太多的肉桂会给你的肝脏带来负担，所以每天的饮用量限制在 2 杯以内！

什么是"幽灵血管"？

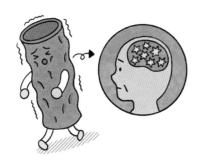

当毛细血管衰退，营养物质和水分从血管中泄漏出来时，血液就无法正常流动了，从而形成"幽灵血管"。当大脑中的血管变成"幽灵血管"时，它就成为认知障碍的罪魁祸首。

61

秘诀 **11**

改变"菌群",塑造健康肠道环境

"储金"不如"储肌"和"储菌"

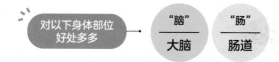

对以下身体部位好处多多 → "脑"大脑　"肠"肠道

为了增加肠道中益生菌的数量,我每天都吃发酵食品。

纳豆、味噌、酸奶、醪糟等发酵食品具有改善肠道环境的作用。**特别是到了中老年时期,体内的益生菌数量迅速减少,因此最好多吃发酵食品。**

牛津大学的一篇论文宣称,食用多种来源的发酵食品会使肠道内的益生细菌相互竞争,改善肠道环境。

例如,纳豆中的细菌类型,就因产地和制造商而各不相同。说到纳豆,水户的纳豆很有名,但北海道和宫城县也是著名的纳豆产地。**如果你不时交替食用不同生产地区或制造商生产的纳豆，各种不同益生菌就会在你的肠道中发挥作用，提高你的免疫力。**我经常购买北海道出产的十胜豆（日本著名大豆品种）来制作纳豆。

酸奶也有不同的种类，有一种含有双歧杆菌的酸奶，据报道它可以维持认知功能，你也可以尝试一下。

偶尔去本地的牧场买点酸奶也很不错。

我个人还建议搭配食用多种发酵食物。例如纳豆＋泡菜的组合，食疗作用非常显著。我最喜欢的搭配是纳豆和醪醋（冲绳特产的米醋，使用提取酒精后的酒醪——发酵完毕的酒粕、酵母、酒液的混合物滤渣。醪醋中含有柠檬酸为首的氨基酸、矿物质等丰富的营养成分）。

不同的细菌结合激活了肠道内的益生菌，最重要的是，它丰富了食物的口味，不仅食趣盎然，更能为你的肠道提供充沛的动力。

不同的细菌在肠道中发挥作用
益生菌竞争发酵食品的组合！

　　食用富含益生菌的食物，即"益生菌饮食法"。如果你想进一步增加益生菌的食疗效果，就应该搭配食用含有不同益生菌的食物。让我们介绍 3 款益生菌食物搭配组合，请务必今天就尝试一下。

纳豆 × 醪醋

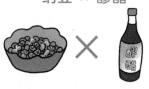

　　纳豆是用纳豆菌制成的，醪醋是用米曲菌制成的。我推荐的这个组合可以改变你平常食用的纳豆的味道。

味噌 × 天然奶酪

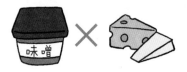

　　味噌是由米曲菌制成的，奶酪是由乳酸菌制成的。你还可以在酱菜中添加奶酪，或是在味噌汤中添加奶酪。

酸奶 × 甜酒

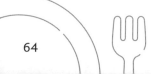

　　甜酒中含有的低聚糖，是酸奶中含有的乳酸菌的食物，因此最好将它们一起食用。

改变肝癌死亡率最高局面的策略

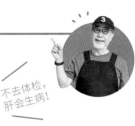

不去体检,肝会生病!

预防脂肪肝从饮食开始!

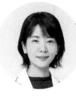

原渚老师　佐贺大学医学部附属医院
肝病中心特任助教（注册营养师）

原渚老师主要研究肝病患者的营养膳食及研发肝病食疗食谱，也进行肝病的临床研究。她在镰田塾指导学员进行烹饪，是一位广受学员欢迎的老师。

如果你发现肝脏异常，请立即开始调理饮食！

　　我在佐贺大学医学部附属医院担任肝病中心特任助教，我每天都与肝脏疾病打交道。我们的研究被称为"佐贺法"肝炎治疗策略，在 2019 年结束了佐贺持续 19 年的全国肝病患者人数最多的局面。当时我们的口号是"不做体检，会得肝病！"这句话的意思是：你必须去做肝炎检查！

　　你知道由脂肪肝引起的肝癌正在迅速增加吗？在日本，每 4 ～ 5 个人中，就有 1 个人患有脂肪肝。然而，即使体检时肝功能指标异常，或者被告知患有脂肪肝，**很多人也只是简单地说："我去年也得过脂肪肝（笑）"，而不去医院接受治疗。**肝脏被称为"沉默的器官"，因为在发展成肝硬化之前，肝脏几乎没有任何症状。然而，1/10 的脂肪肝患者会发展为肝病或肝癌。

如果你被诊断患有脂肪肝，首先必须锻炼身体并均衡饮食；如果你有饮酒习惯，则需要尽量减少饮酒的量。

在这里，我们将介绍一道**佐贺县的日常美食——"西西里焗饭"，只需控制热量，就能让它变成一道能预防脂肪肝的简单菜肴。**下列①~⑤的饮食法也适用于其他菜肴，请一定要尝试一下！

脂肪肝的预防相关饮食方法

1 三餐营养搭配、均衡膳食
主食（米饭）、主菜（肉、鱼等）、配菜（蔬菜、蘑菇、海藻）全都吃。

2 少吃脂肪
请注意不要摄入过多来自肉类、乳制品和糖果的脂肪（脂肪酸）。

3 极端低糖饮食不可取！
一小碗米饭（谷物类）是完全可以的。要注意点心里的果糖。

4 吃够足量蛋白质
肉、鱼、蛋和豆类是生成肌肉的主要原料，一定要每餐都吃。

5 大口吃蔬菜，摄入膳食纤维
细嚼慢咽避免用餐过快，较硬的食材不好嚼，加热后更便于食用。

通常在制作西西里焗饭时，因为使用大量的炒肉和蛋黄酱，所以热量很高。如果只吃一小碗米饭，选用脂肪含量少的肉，就能减少热量。蛋黄酱也只稍稍放一些，加上多多的蔬菜。低热量版西西里焗饭菜谱做法一清二楚。如果增加鸡肉的分量，将白米饭替换成大豆饭（大豆饭做法见第22页），就是一道能同时满足对抗肌肉衰退和脂肪肝的菜谱。

理想的西西里焗饭

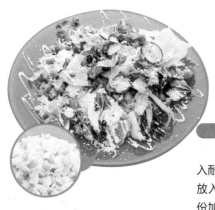

将白米饭换成大豆饭，蛋白质含量飙升。

材料（2人份）

米饭 .... 2 小碗（320 克）
去皮鸡肉（切成丁）................. 200 克
洋葱（切成末）........................ 100 克
切好的蔬菜沙拉 .... 2 袋
蛋黄酱（迷你袋装）....... 2 袋（12 克）
奶酪粉、粗研黑胡椒 .... 适量

制作方法

❶ 将肉丁、洋葱末、烤肉酱料放入耐高温容器中搅拌均匀，不盖保鲜膜放入微波炉，600 W 加热 6 分钟（1 人份加热 3 分钟）。

❷ 把饭装入碟子里，浇上步骤 ❶ 的食材（温度很高，小心烫伤）。

❸ 盛入切好的蔬菜沙拉，在蛋黄酱的包装袋上剪一道小口，在焗饭上挤出细条状的蛋黄酱，然后再撒上奶酪粉和粗研黑胡椒就大功告成了。

※ 步骤 ❶ 中如果肉还没有熟，可以继续加热。迷你袋装蛋黄酱能避免蛋黄酱使用过量。

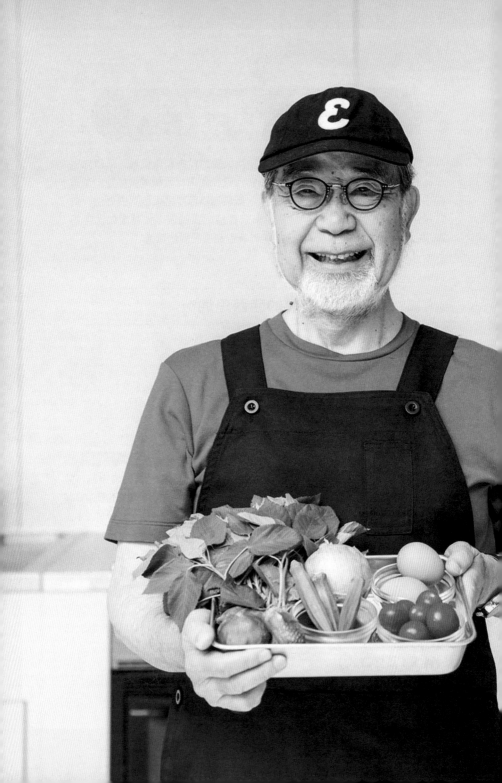

第 **2** 章

吃这个，
这样吃！

延缓衰老、
健康长寿的
22 种食材

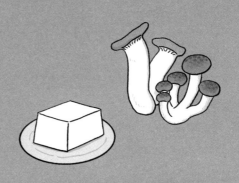

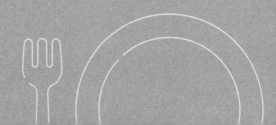

有些人可能会问："我已经知道健康长寿的秘诀是'肌、骨、血、脑、肠'，但是究竟该吃什么、怎么吃？"

在第 2 章中，我将会向大家推荐 22 种食材和不需要食谱的简单烹饪方法。

持之以恒是长寿的关键，为了让大家能够轻松地坚持健康饮食，我精心设计的料理简单到"只需要搅拌、淋上酱料、放入微波炉加热"。

在菜式的设计上，我得到了镰田塾烹饪教室讲师、佐贺大学医学部附属医院特任助教原渚老师，以及佐贺县沟上药房的木村早希女士的鼎力帮助。

很多菜式在镰田塾一经介绍，就广获学员好评，得到"制作超简单！""很好吃！""吃完身体变好啦！"等反馈，我自己在实践中也有同样的感受。

日常生活中，我们经常会日复一日使用同样的食材，有时候也会一次把菜做多了，连续吃好几天。请你一定要通过本章的内容，好好审视这些常见食材及使用方法。

我希望这些内容不仅能帮助老年人，而且对 40 多岁和 50 多岁相对年轻的一代也有帮助。

还有那些关心家人健康，每天在厨房辛勤制作三餐的家庭主妇们，也希望这些内容能够给予她们帮助。

从此以后，不需要那么辛苦，也能吃得美味又健康。

读完本章的内容，就能轻松愉悦地丰富我们的餐桌。

向沟上药房的营养师木村早希女士询问

有关"长寿饮食术"的秘诀

在食用胡萝卜、萝卜、牛蒡等根茎类食物时，不要削皮，连皮食用，不仅更省事，还不会浪费食材表皮中蕴含的丰富抗氧化成分和维生素。另外，推荐大家善于利用冷冻蔬菜。经过预处理的食材，做菜时用着很方便，而且市售的冷冻蔬菜都是经过急冻处理的，和新鲜食材相比，营养成分上毫不逊色，可谓是方便又营养。这是"健康长寿饮食术"的秘诀。

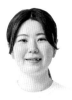

沟上药房营养师
木村早希女士

黏黏的秋葵降血糖，
耐力持久促长寿

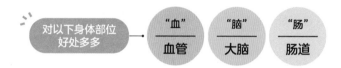

秋葵的黏稠质地来自糖蛋白和一种称为果胶的膳食纤维。

这些黏性成分能够**减少低密度脂蛋白胆固醇（后文称"坏胆固醇"）、增加肠道内益生菌**。食用秋葵可以降低血压，同时有助于预防脑部疾病，而且还可以减缓餐后血糖值上升，有望预防糖尿病。

我非常推荐**喝秋葵水**。将秋葵浸泡在水中，放在冰箱中冷藏一夜，秋葵中的有效成分会溶于水，生成黏稠的液体。秋葵富含镁等电解质。**老年人常见的肌肉痉挛往往是由于脱水导致电解质缺乏造成的，所以一定要尝试这个方法。**我喜欢在秋葵水中添加醪醋饮用，醪醋含有柠檬酸，能够缓解疲劳。从秋葵水中捞出的秋葵还可以用来炒菜，所以不会浪费食材。

此外，海带、海蕴、芋头、山药、长蒴黄麻等植物的黏性成分也是果胶性的多糖物质，均具有防止血糖升高的作用。

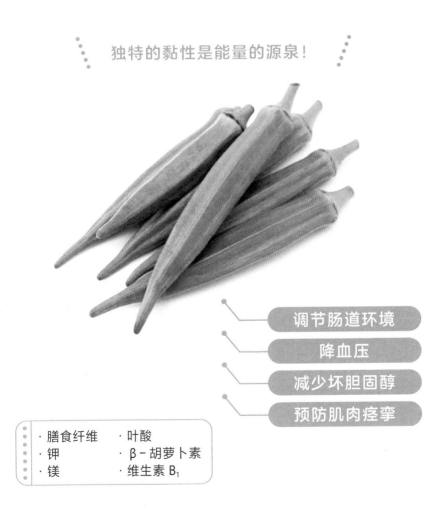

独特的黏性是能量的源泉！

调节肠道环境

降血压

减少坏胆固醇

预防肌肉痉挛

· 膳食纤维　· 叶酸
· 钾　　　　· β - 胡萝卜素
· 镁　　　　· 维生素 B₁

有极佳安眠效果的"秋葵生菜汤"

　　将适量横向切片的秋葵、水和鸡骨汤汤料放入锅中煮沸，再加入撕成大小适宜入口的生菜，最后向锅中淋入打散的鸡蛋液即可完成。如果你喜欢的话，可以在出锅前加一点芝麻油。秋葵的黏性成分有助于蛋白质的吸收，因此建议与鸡蛋等富含蛋白质的食物一起食用。秋葵和生菜富含钾，有助于排出盐分并稳定血压，非常适合帮助人体排出盐分，防止水肿！

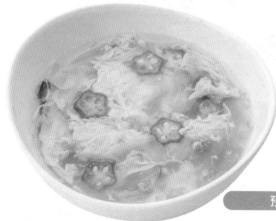

预计分量（2人份）

秋葵5个，生菜3~4片，鸡蛋1个，水2杯，鸡骨汤汤料2汤匙，芝麻油1茶匙

用膳食纤维清洁肠道，人称"国王的蔬菜"

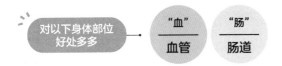

对以下身体部位好处多多 → "血" / 血管   "肠" / 肠道

　　我在中东旅行时，经常食用长蒴黄麻汤。这个名字在阿拉伯语中的意思是"国王的蔬菜"。它营养丰富，我家庭院里也种植着这种蔬菜。

　　长蒴黄麻的膳食纤维含量非常高，每 100 克中含有 5.9 克，其膳食纤维含量是卷心菜的 3 倍以上。

　　膳食纤维是肠道内益生菌的食物，有助于增加益生菌数量，让排便更顺畅；长蒴黄麻所含的维生素 A、维生素 C 和维生素 E 具有**强大的抗氧化能力，**可以防止细胞老化，使血管更年轻。此外，长蒴黄麻还具有美容功效。

长蒴黄麻的料理方法非常简单，只需加盐焯水后捞出，将拌面调料汁倒在上面即可。佐贺县唐津市的农人会用梅干、木鱼花来拌长蒴黄麻，然后浇在米饭上一起食用。**用保鲜膜分装冷冻保存长蒴黄麻，每次在味噌汤里加一点，便捷而美味。**在夏天没有食欲的时候，可以在未解冻的状态下直接和纳豆混合食用，我非常推荐这种吃法。在速溶裙带菜汤里加入冷冻保存的长蒴黄麻，马上就能得到一份长蒴黄麻汤，长蒴黄麻汤的味道极其鲜美，要比裙带菜好吃很多。

镰田家的庭院里也种着长蒴黄麻

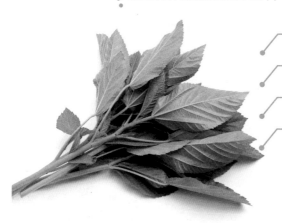

调理肠道

抗衰老

提高免疫力

美容

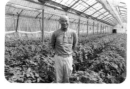

佐贺县唐津市的
长蒴黄麻田

- 膳食纤维　　· 维生素 C
- β - 胡萝卜素　维生素 E
- 维生素 A　　· 钙

下饭菜！"凉拌长蒴黄麻"

　　将长蒴黄麻切掉硬茎，放入盐水中焯 30~45 秒，随后用漏勺捞起、沥干水分。用流水清洗后轻轻挤干水分、切碎（越切越黏！），然后加入薄盐酱油、味醂，如果喜欢的话，还可以加点芥末酱，浇在米饭上食用。长蒴黄麻口感爽滑，没什么胃口时，是绝佳的下饭菜。和生鸡蛋一起混合搅拌，浇在米饭上，一道生鸡蛋拌饭就做成了，美味无比。盖在豆腐上，或是与纳豆搅拌食用也是我推荐的吃法。

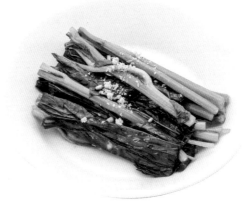

预计分量（2～3 人份）

长蒴黄麻 1 把，盐 1/2 茶匙，管状芥末酱 1cm 长左右
（根据你的口味），薄盐酱油和味醂各 5 汤匙

低聚糖可以增加益生菌，改善认知功能

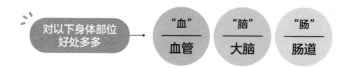

对以下身体部位好处多多 → "血" 血管 | "脑" 大脑 | "肠" 肠道

你知道"益生元"这个词吗？**益生元是肠道里的益生菌的食物，能够增加肠道益生菌的数量。**低聚糖和膳食纤维都是有代表性的益生元。洋葱富含膳食纤维和低聚糖两种益生元。

此外，洋葱还含有大蒜素和槲皮素，可以稀释黏稠的血液，使之流动更顺畅，避免血管堵塞。

有研究报告发现，连续 5 个月食用含有大量槲皮素的洋葱粉的人，在认知功能测试中的分数明显高于未食用的人。

棕色的洋葱皮中槲皮素含量很高。在镰田塾，我们向学员推荐了用洋葱皮制作的**"洋葱茶"**。只需烧一锅开水，再加入洋葱皮，煮沸即可。煮好的洋葱茶色泽金黄，十分可口。

　　不过，因为大蒜素不耐高温，所以想得到最好的血液稀释效果，**最好生食洋葱**。制作洋葱沙拉、用洋葱碎制成沙拉调料或者用醋腌制都是不错的主意。

连棕色的外皮都有用！

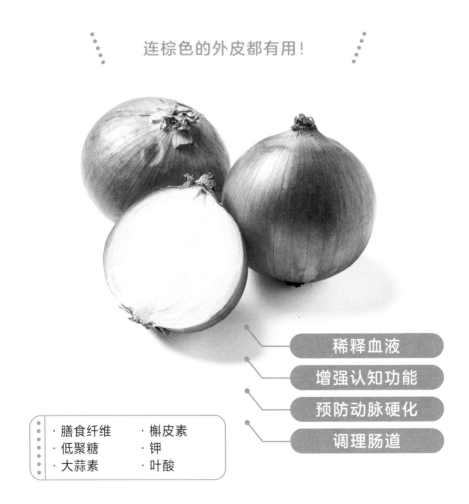

·膳食纤维　·槲皮素
·低聚糖　　·钾
·大蒜素　　·叶酸

稀释血液

增强认知功能

预防动脉硬化

调理肠道

蔬菜匮乏者的强大盟友——花瓣洋葱

洋葱去皮后，切成 8 等份，底部 1/4 不切断。将洋葱放在耐热的盘子里，盖上保鲜膜，留出微小的间隙，然后用微波炉以600 W 的功率加热约 6 分钟。美丽的洋葱花瓣绽放后，就可以配上你最喜欢的调味料享用啦。木鱼花、橙子酱、拌面调料汁是标准配置，烤肉酱也很受欢迎。由于只需要微波炉加热一下就能做好，所以当你没有足够的蔬菜时，以此方式就可以轻松给餐桌增色。洋葱中的槲皮素和不包括大蒜素在内的其他营养成分通常很耐热，如果炒或煮洋葱，可以更充分地摄入营养。

预计分量（约 2 人份）

洋葱 1 个，调味料量按你的喜好

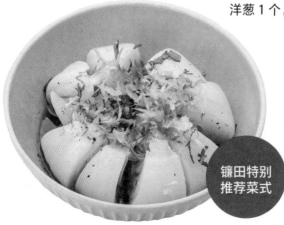

镰田特别
推荐菜式

椰枣

富含膳食纤维和矿物质，由内而外更美丽

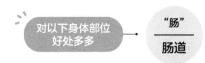

对以下身体部位好处多多 → "肠" / 肠道

椰枣是枣椰树的果实，常见于中东和北非，软糯的口感和浓郁的甜味和柿干很相似。最近几年，椰枣在日本很流行，超市和便利店都可以买得到。

小小的椰枣果肉富含膳食纤维和矿物质，**其膳食纤维的含量约为生菜的 6 倍。由于其不溶于水，更能够刺激肠道，从而可促进排便。**

此外，椰枣的镁含量是李子的 1.5 倍。它还富含钾和铁，有助于人体排出多余的盐分，**推荐有水肿和贫血症状的人食用。**

你可以将椰枣切碎与酸奶混合作为沙拉的点缀。**椰枣含糖量很高，建议食用量为每天 1～2 颗（约 20 克）**。缺乏营养的老年人，可以每天吃 5 颗。椰枣的美味能让你无比满足，还能够**美容养颜，消除皮肤暗沉，恢复头发光泽**。

它的名字："神赐的食物"

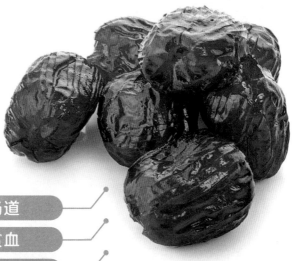

调理肠道

预防贫血

防止水肿

美容

- · 膳食纤维　· 镁
- · 铁　　　　· 钙
- · 钾　　　　· 锌

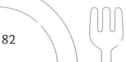

来自冲绳的快速家常菜"炒胡萝卜丝"

冲绳家常菜"炒胡萝卜丝"与椰枣能够巧妙融合。将胡萝卜刨丝，椰枣切成碎末。煎锅烧热，将金枪鱼罐头里的鱼肉和油倒入锅中，加入胡萝卜炒软。接着加入切碎的椰枣，翻炒均匀后撒适量黑胡椒粉调味。将菜品盛入碗中，最后撒上木鱼花即可。这道菜虽然味道清淡、盐分低，但椰枣的甜美和木鱼花的鲜味，让人上瘾到停不下来。胡萝卜中的胡萝卜素在体内会转化为维生素A，由于它是脂溶性维生素，因此与金枪鱼罐头中的油完美搭配，更易吸收。

预计分量（3 人份）

椰枣 2 颗，胡萝卜 1 根，金枪鱼罐头 1 罐，木鱼花、黑胡椒粉各适量

镰田特别推荐菜式

高野豆腐

预防高血糖最佳食物，蛋白质含量惊人

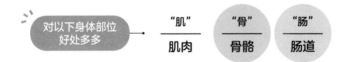

想要增肌，高野豆腐必不可少。在高蛋白的大豆食品中，**高野豆腐蛋白质含量最高，其成分中约有一半都是蛋白质。**

此外，**高野豆腐富含抗性蛋白质，能够降低坏胆固醇，并抑制餐后甘油三酯和血糖值的升高。其含糖量仅为白米的** 1/20，非常适合预防代谢综合征。

更重要的是，**高野豆腐成骨钙含量是老豆腐的 6.5 倍。**

如果你使用切成小块的高野豆腐，可以不用水泡发，简单地将高野豆腐添加到炖菜或味噌汤中，就能轻松摄入蛋白质。我建议每天吃一块高野豆腐。

用高野豆腐做成粉末的"**粉豆腐**"，食用起来也很方便。只需将其与汉堡牛排或肉丸混合就能做出一道快速的健康菜。我经常用粉豆腐代替小麦粉，和五花肉、冷冻牡蛎、扇贝、大量的卷心菜一起混合，制作日式煎饼，味道比普通的日式煎饼还好吃。

就像天然蛋白质一样！

增加肌肉量

强化骨骼

减少坏胆固醇

控制血糖水平

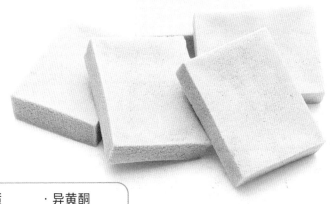

- 蛋白质 · 异黄酮
- 抗性蛋白质 · 铁
- 大豆皂苷 · 钙

轻松补充蛋白质的"高野豆腐干"

高野豆腐很适合用来制作补充蛋白质的小零食（第 35 页）。将牛奶放入耐热容器中，用微波炉加热，再加入高野豆腐。冷却后，尽量切成薄片，撒上黄豆粉和糖来调味。最后将其放入烤面包机中烘烤至酥脆即可。不加糖也可以。以此方法做成的高野豆腐干，不仅可以帮助人补充蛋白质，而且制作过程中用到的牛奶与黄豆粉，可以进一步提高这款零食的蛋白质含量和钙含量。相比市售的零食，这款高野豆腐干更美味、更健康！推荐正在长身体的孩子食用。

预计分量（2 人份）

高野豆腐 2 块，牛奶 150 毫升，黄豆粉与砂糖各 1 汤匙

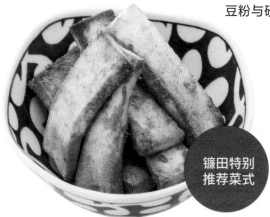

镰田特别
推荐菜式

长寿食材 **6**　　　**纳豆**

荣获"5冠"的营养之王

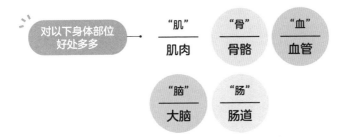

对以下身体部位
好处多多　→　"肌"
肌肉

"骨"
骨骼

"血"
血管

"脑"
大脑

"肠"
肠道

有这样一种说法，纳豆之所以被称为纳豆，是因为它将所有的营养成分都纳入其中了。**纳豆是一种对"肌、骨、血、脑、肠"全面有益的"营养5冠王"。**

纳豆的原料——大豆被称为"田里的肉"，富含蛋白质，还被认为可预防认知障碍。

产生认知障碍的原因之一，就是大脑中神经递质——乙酰胆碱减少了。研究表明，大豆中含有的大豆卵磷脂，正是乙酰胆碱的供体。

此外，大豆还含有大豆皂苷，可防止糖类的过度吸收；大豆还含有能够产生能量的维生素和异黄酮，据说可有效预防癌症和生活习惯病；另外，纳豆黏糊糊的成分里，含有纳豆激酶，这种营养物质能稀释血液，有助于对抗高血压和代谢综合征。

纳豆是一种发酵食品，当然非常适合用来改善肠道健康。纳豆芽孢杆菌对胃酸有抵抗力，不会被胃酸杀死，可以一直存活，直到抵达肠道。

大豆卵磷脂有望预防痴呆症！

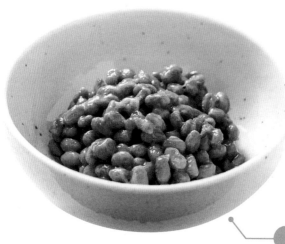

· 蛋白质　　· 大豆卵磷脂
· 大豆皂苷　· 异黄酮
· 纳豆激酶　· 钙

增肌和提高骨质量

让血液流动更畅通

改善认知功能

调理肠道

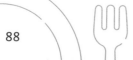

只需混合就能营养满分的"什锦纳豆"

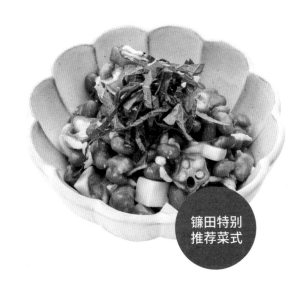

预计分量（2 人份）

纳豆 1 包，奶酪 1 块，秋葵 2 根，银鱼干 5 克，青紫苏 1 份，纳豆酱汁 1 份，芝麻粉适量

镰田特别
推荐菜式

用保鲜膜包裹秋葵，放入微波炉（600 W 功率）加热约 1 分钟。将加热后的秋葵取出，切成易于食用的小块；将奶酪切成小块；将青紫苏切成丝；将纳豆、纳豆附带的酱汁、银鱼干、芝麻粉与备好的秋葵块、奶酪块、青紫苏丝混合搅拌即可。这道菜中的奶酪和银鱼干，能够提升这道菜的蛋白质和钙含量。此外，这道简单方便的什锦纳豆还富含膳食纤维。

活用"罐头"，增加大脑供血量

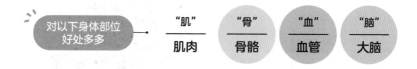

对以下身体部位好处多多 —— "肌" 肌肉　"骨" 骨骼　"血" 血管　"脑" 大脑

　　想要保持血管年轻，就要多吃鱼，尤其是鲭鱼、秋刀鱼、沙丁鱼等青背鱼。这些青背鱼富含 EPA、DHA 等有益健康的鱼油（ω-3 脂肪酸），具有降低血液黏度、使血液流动更顺畅的作用。

　　改善大脑的血液流动可以提高记忆力，增加眼部的血流量可以帮助缓解视疲劳。此外，鱼肉中的优质蛋白质含量也非常丰富。

　　美国塔夫茨大学发现，每周吃 2 次鱼的人比每月吃 1 次鱼的人患阿尔茨海默病的可能性要低 41%。**为了获得更多来自鱼的营养，每周我会吃鱼 5 天，条件允许的话，我会争取每天吃鱼。**

然而，做鱼实在是太麻烦了。为了更便捷地烹饪，让我们**好好利用罐头食品吧**。罐头类鱼肉可以节省我们的时间，让饮食安排更加自由，但要注意一点：罐头汤不要浪费，可以一起食用。

因为鱼罐头汤里富含营养物质，草率倒掉的话实在太浪费了！

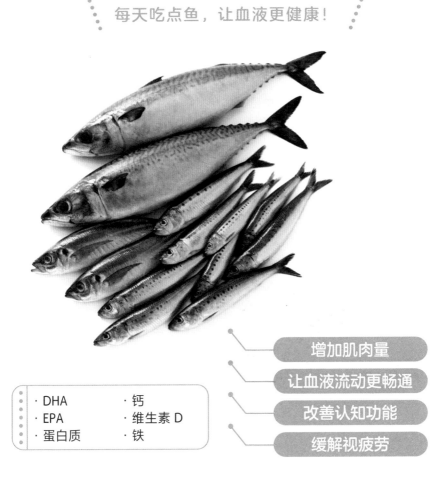

每天吃点鱼，让血液更健康！

· DHA　　· 钙
· EPA　　· 维生素 D
· 蛋白质　· 铁

增加肌肉量

让血液流动更畅通

改善认知功能

缓解视疲劳

"鲭鱼碎双拼盖饭" 蛋白质激增!

在煎锅中倒入一罐水煮鲭鱼罐头（连同罐头汤汁一起倒入），接着放入糖、清酒和酱油，炒至水蒸发后盛出。在打散的鸡蛋中加入少许盐，放入煎锅中炒成鸡蛋碎。最后将炒好的鲭鱼碎和鸡蛋碎盖在米饭上。如果你喜欢的话，在上面撒上一点紫苏叶丝就大功告成啦! 鲭鱼和鸡蛋的搭配，可以增加蛋白质的摄入量。另外一种做法是将鲭鱼罐头和豆腐或绿叶蔬菜一起做成凉拌菜。还有一种做法是用罐头鱼肉取代可乐饼里的肉馅，每种搭配都很令人满意。

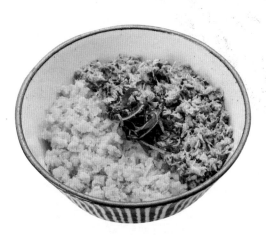

预计分量（2人份）

水煮鲭鱼罐头 1 罐（160克），砂糖 1/2 汤匙，酒 1 汤匙，酱油 1/2 汤匙，鸡蛋 2 个，盐 2 小撮，米饭适量，绿紫苏叶量按你喜欢的口味

虾青素的红色力量，作用直抵大脑

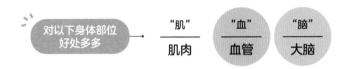

对以下身体部位好处多多　　"肌" 肌肉　　"血" 血管　　"脑" 大脑

吃海鲜的时候要有意多吃"红色的鱼及水产品"。这里的"红色"不是指外皮，而是指肉质为红色，有鲑鱼、螃蟹、鲑鱼籽、鳕鱼籽和红鲷鱼等。**肉之所以呈现红色，是因为其中有一种名为虾青素的天然色素，据说它的抗氧化能力是维生素 C 的 6000 倍。**

虾青素能够抑制体内炎症，**其在大脑抗炎方面的效用值得特别关注。**

大脑中有血脑屏障，它能阻止致病细菌进入脑部，但**虾青素可以穿过它直抵大脑。**筑波大学和其他研究机构的一项联合研究表明，摄入虾青素和轻度运动可以改善记忆力。

鱼皮中也含有虾青素，所以吃鱼的时候，不要去除鱼皮。烧烤或蒸煮带皮的鲑鱼片是方便的吃法。在便利店可以买到红鲑鱼，在所有种类的鲑鱼中，它的虾青素含量尤其丰富。虾的话，最好是一整只油炸食用，连壳一起吃掉。

用虾青素激活你的大脑！

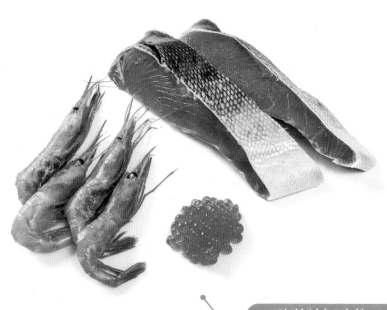

· 虾青素　　· 蛋白质
· DHA　　　· 叶酸
· EPA　　　· 钙

改善认知功能

增加肌肉量

提高免疫力

美容

"锡纸蒸烤三文鱼"，增强抗氧化能力

将洋葱切成大块，土豆切成薄片。将洋葱、土豆、三文鱼片、1 瓣蒜依次放在锡纸上，撒上盐和胡椒粉，再将适量的黄油放在锡纸上。包上锡纸放入平底锅，盖上锅盖全程开小火蒸烤。你要做的就只是等上 20 ～ 30 分钟！

洋葱中的槲皮素与土豆中的维生素 C 的协同作用增强了这道菜的抗氧化作用。蒸烤完毕后，让我们挤几滴柠檬汁、淋上一些酱油来调味吧。

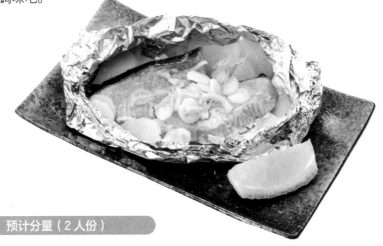

预计分量（2 人份）

三文鱼 2 片，洋葱 1/2 个，土豆 1 个，黄油适量，盐与胡椒粉各适量，蒜 1 瓣，柠檬汁与酱油各适量

长寿食材 **9** 　　**鸡胸肉**

增肌的"司令塔"
——支链氨基酸

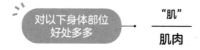

对以下身体部位好处多多 ——— **"肌"**
　　　　　　　　　　　　　肌肉

　　除了豆制品外，鸡肉对于补充蛋白质也很重要。

　　不同位置的鸡肉，蛋白质含量略有差异，在不带皮的情况下，**每 100 克鸡小胸（鸡胸肉内侧最嫩的肉）含蛋白质 23.9 克，每 100 克鸡大胸（即常见的外侧鸡胸肉）含蛋白质 23.3 克，每 100 克大腿肉含蛋白质 19 克**。鸡胸肉的脂肪较少，价格也更低廉。

　　我向大家推荐**鸡肉沙拉**。将煮熟的鸡胸肉撕成小块，加在蔬菜上或添加到汤中食用即可轻松补充蛋白质，非常适合作为高蛋白早餐食用。处理鸡胸肉的方法也很简单，只需将其提前腌制一夜。

不腌制的话，煮熟后直接吃也完全没问题，调味简单的鸡肉，不会让你摄入额外的热量。

此外，鸡肉还富含缬氨酸、亮氨酸、异亮氨酸这三种人体必需氨基酸，统称支链氨基酸（BCAA）。**支链氨基酸是氨基酸中与肌肉生长关系最密切的，能够缓解疲劳、减轻肌肉疼痛，为我们的身体运动供能。**

为身体运动供能！

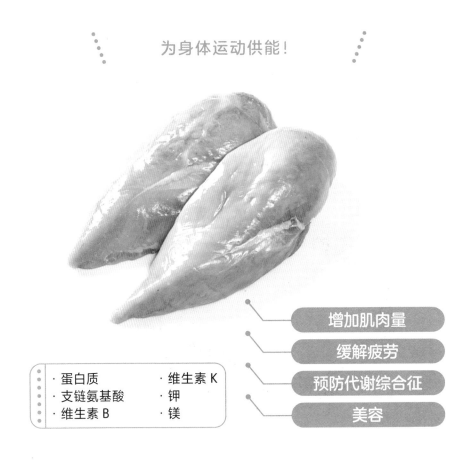

·蛋白质　　　·维生素 K
·支链氨基酸　·钾
·维生素 B　　·镁

增加肌肉量

缓解疲劳

预防代谢综合征

美容

在家就能做的"盐曲沙拉鸡"

将鸡胸肉、盐曲放入耐热塑料袋中，混合均匀，排出空气，放入冰箱冷藏腌制过夜。第二天，取出鸡肉静置至室温，锅中烧热水，水沸腾后放入装着鸡胸肉与盐曲的塑料袋，小火煮3分钟。关火，盖上锅盖，静置直至冷却（约3小时）。待鸡胸肉完全冷却后，取出并片成薄片，浇上特级初榨橄榄油，撒上黑胡椒粉，一道口感清爽、外观时尚优雅的西式冷盘就做成了。这道菜适合与葡萄酒搭配。

预计分量（2人份）

鸡胸肉（去皮）1块（300克），盐曲
1.5汤匙，橄榄油、黑胡椒粉适量

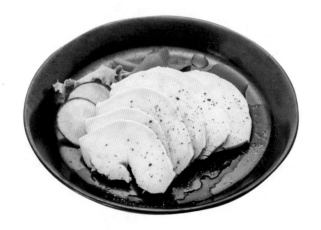

猪肉

保持细胞年轻态、增肌的秘密武器——"锌"

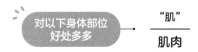

对以下身体部位好处多多 —— "肌"
肌肉

猪肉是所有食物中维生素 B_1 含量最高的，还能为身体提供能量。

因为猪肉能够为身体供能、缓解疲劳，所以许多人选择在夏季进食猪肉来应对苦夏。韭菜、大葱和洋葱中含有大蒜素，可以提高维生素 B_1 的吸收率，将它们和猪肉一起烹饪，能够更有效地吸收维生素 B_1。当然，猪肉中的优质蛋白质含量也不容小觑。

动物性铁元素被称为血红素铁，血红素铁的人体吸收率非常高，可达 10% ～ 30%，对于预防贫血非常有效。

锌元素不仅可以增强蛋白质合成能力，有效增肌，还因其抗氧化特性而具有抗衰老作用，能够促进女性激素的分泌，有美肌、美发的显著美容效果。

不过，有些部位的猪肉脂肪含量很高，如果担心热量太高的话，选择猪腿肉、猪里脊和猪肝是不错的选择。我尤其推荐猪肝，因为其富含铁和锌。

缓解疲劳、预防贫血，立竿见影！

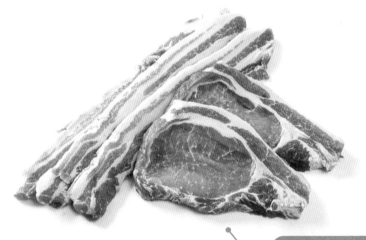

增加肌肉量

预防贫血

缓解疲劳

美容

· 蛋白质　　· 锌
· 维生素 B₁　· 烟酸
· 铁　　　　· 钾

缓解疲劳的"冷涮沙拉素面"

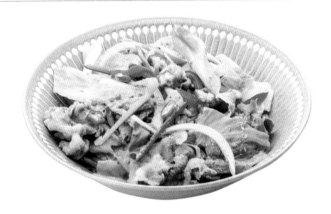

将辣椒、洋葱和焯过水的秋葵切成薄片，与去心生菜一起用水冲洗。将切成薄片的猪肉煮至变色，从水中捞出并冷却。将煮好的素面盛入盘中，铺上蔬菜和煮熟的猪肉。这道菜中，维生素B$_1$有助于恢复精力，效果非常显著，适合用来缓解疲劳和苦夏不适的情况。调味方面，可以用现成的拌面调料，也可以尝试一下这道秘制酱汁，其中辣椒油的辣味对增加食欲有奇效！

预计分量（2人份）

素面2把，猪肩胛肉120克，生菜、辣椒、秋葵、洋葱各40克，拌面调料适量

秘制酱汁（2人份）

拌面调料（浓缩型）4汤匙，芝麻粉2汤匙，醋2茶匙，辣椒油1茶匙，蒜泥1/2茶匙

长寿食材 **11**　　**鸡蛋**

每天3个，维护生命活力、改善认知功能

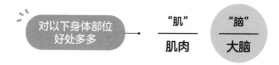

对以下身体部位
好处多多 ● "肌" "脑"
肌肉 大脑

　　我每天都吃鸡蛋，目标是每天吃够3个鸡蛋。每个鸡蛋中含有7.3克富含氨基酸的优质蛋白，通过吃鸡蛋的方式补充蛋白质方便又健康。只需在三餐中添加煮鸡蛋，就可以为我们补充一天所需蛋**白质的1/3。**

　　作为一种全面的营养食品，鸡蛋中含有人体一天所需的大部分营养成分。

　　以前，因为担心胆固醇超标，我们被告知每天最多只能吃一个鸡蛋，但这一限制早已不再适用。**事实上，有数据表明，总胆固醇略高也不太可能引起血管疾病。**

鸡蛋中的蛋黄胆碱是一种神经递质的材料，一旦被人体吸收，就会进入血液，像虾青素一样，穿过血脑屏障，**有望预防记忆力下降和认知障碍。**

和我一样，美国职业棒球大联盟的著名球员大谷翔平也经常吃鸡蛋。但是在食用的时候，我建议将鸡蛋煮半熟，煮过头的鸡蛋会影响消化。

培育肌肉，
大脑激活效果也值得期待！

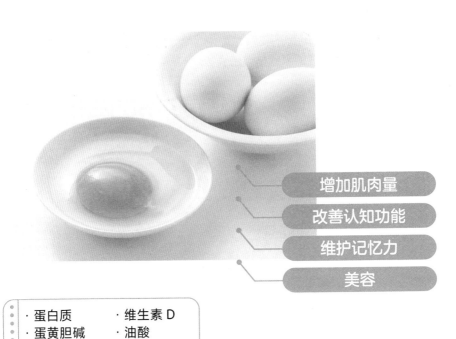

增加肌肉量

改善认知功能

维护记忆力

美容

· 蛋白质　　　· 维生素 D
· 蛋黄胆碱　　· 油酸
· 维生素 A　　· 钾

乌龙茶泡制的"低盐茶叶鸡蛋"

　　将乌龙茶和拌面调料按 5：1 的比例混合，放入鸡蛋腌制一天即可制成"低盐茶叶鸡蛋"。因为拌面调料的用量比较少，所以盐含量比普通调味鸡蛋要低，乌龙茶深沉的棕色有助于在视觉上让我们误认为盐量很高，从而减少盐分摄入。如果提前做好，可以在冰箱里保存两三天。这道菜能轻松作为三餐的调剂食用。拌面调料味道丰富，鸡蛋鲜美可口，也很适合当作"高蛋白小零食"，在运动前后作为蛋白补充剂食用。"低盐茶叶鸡蛋"是镰田塾中广受欢迎的高蛋白健脑食物。

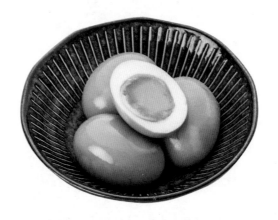

预计分量（2 人份）

煮鸡蛋 6 个，3 倍浓缩拌面调料 60 毫升，乌龙茶 300 毫升

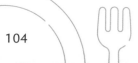

长寿食材 **12** ## 整条小鱼

整个吃、从头吃
到尾的健骨饮食

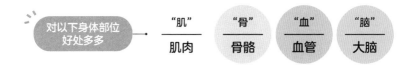

对以下身体部位
好处多多 → "肌" / 肌肉 ｜ "骨" / 骨骼 ｜ "血" / 血管 ｜ "脑" / 大脑

我在吃银鱼干、柳叶鱼、咸沙丁鱼干的时候都是整条鱼连头带尾一起食用。整条小鱼与鸡蛋、水果和蔬菜搭配食用，就是维持我们生命健康一切要素的饮食术。

鱼骨含有丰富的钙，鱼的内脏含有丰富的维生素 D，有助于钙的吸收。吃整条小鱼，就可以有效地预防骨质疏松症。

银鱼干和沙丁鱼干的风味和营养成分都得到了高度浓缩，和食用未风干的鱼类相比，吃同样分量的鱼干，我们能获得更多的营养成分，包括优质蛋白质，以及能改善血液流动的 DHA 和 EPA。

有意识地持续保持钙的足量摄入并非易事，但通过吃小鱼来补钙却易如反掌。**尤其是银鱼干，日常饮食中可以轻松添加，补钙效果相当显著。**我在镰田塾向学员们介绍的"**健骨拌饭调料**"就是这样一款佐饭佳品，它由干焙生姜、炸姜、白鱼干、海莴苣粉和芝麻混合而成，一经推荐就受到了学员的热烈欢迎。用这种方式，大家可以每天不间断地在三餐中补充健骨元素。需要注意的是，鱼干等加工食品中含有大量盐分，食用的时候要注意分量。

比鱼块更有营养的"整条小鱼"

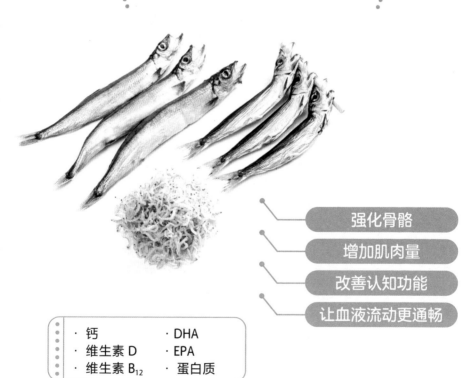

强化骨骼

增加肌肉量

改善认知功能

让血液流动更通畅

· 钙　　　　· DHA
· 维生素 D　· EPA
· 维生素 B$_{12}$　· 蛋白质

不需要用刀的"大豆鱼干拌饭"

在银鱼干上浇上沸水,用漏勺沥干水分。将银鱼干与煮熟的大豆混合,轻轻翻炒,然后与白米饭搅拌在一起即可。无须繁杂的配菜即可轻松获取蛋白质和钙元素。如果将白米饭换成杂粮饭,或是在煮白米饭时加入清酒、酱油,饭的味道就会变得更加丰富,摇身一变成为豪华版大豆鱼干拌饭。另外,也可以将大葱作为这道菜的调味料,其芳香成分大蒜素可促进大豆中维生素 B_1 的吸收。在米饭上撒上这款秘制拌饭搭档,大快朵颐吧。

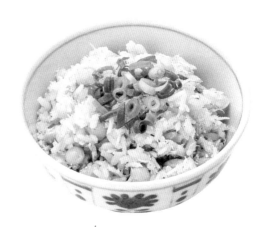

预计分量(2 人份)

银鱼干 20 克,米饭 2 碗,熟黄豆 25 克

(如果要用杂粮饭,可按白米 1 杯,杂粮 10 克,清酒、酱油各 1.5 茶匙的配比煮制)

长寿食材 **13** **蔬菜干**

膳食纤维含量高出
新鲜蔬菜 15 倍!
惊人的蔬菜干

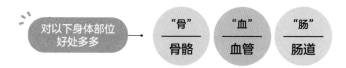

对以下身体部位
好处多多 → "骨" / 骨骼   "血" / 血管   "肠" / 肠道

　　想要多吃蔬菜,方法之一是吃蔬菜干和蘑菇干。这样一来,食物的体积变小了,可以吃得下更多食物,而且其营养成分也是高度浓缩的。

　　例如,同等分量下,**萝卜干的膳食纤维和钾元素含量,要比新鲜萝卜高出约 15 倍,维生素含量高出约 2 倍,钙元素含量高出 21 倍。**

　　泡发完萝卜干的水可以用来煮肉汤、味噌汤等,不会浪费任何营养成分。**如果用牛奶或酸奶来泡发萝卜干的话,其钙元素含量会进一步增加。**萝卜干所含的钾元素可以稳定血压,因此推荐高血压患者食用萝卜干。

蔬菜干的制作方法：将你喜爱的蔬菜切成薄片或小块，放在笊篱或网格架上，晾晒半天至半干，或晾一整天让蔬菜完全干燥。蔬菜干适合在室外或室内任何有阳光照射的地方晾晒。

有研究表明，将香菇背部的褶皱面（该部分表面积较大）朝上，放在阳光下暴晒 1 小时，香菇的维生素 D_3 的含量可以增加 3 倍以上，暴晒 3 个小时，维生素 D_3 含量可以增加 5 倍。如果你把香菇从背面晾晒，仅用 1 小时，维生素 D_3 的含量会增加 24 倍！

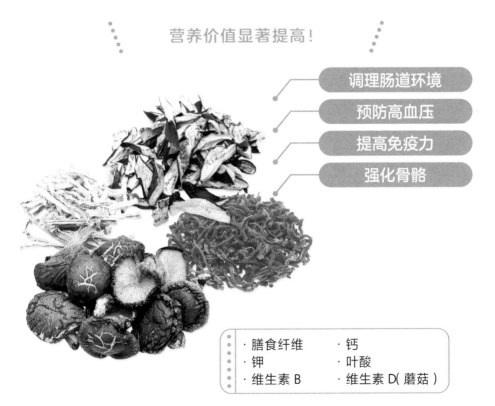

营养价值显著提高！

调理肠道环境
预防高血压
提高免疫力
强化骨骼

·膳食纤维　·钙
·钾　　　　·叶酸
·维生素 B　·维生素 D（蘑菇）

"干白萝卜丝酸奶沙拉"，轻松激活肠道动力

干白萝卜丝洗净、沥干，用厨房剪刀剪成方便食用的长度。将干白萝卜丝和酸奶放入塑料袋中，均匀混合后挤出多余的空气，放入冰箱冷藏过夜。第二天，将干白萝卜丝盛入盘中，加入佃煮海苔（加酱油、其他调味料和汤煮过的海苔）拌匀。将樱桃番茄、凉拌菜和绿紫苏叶依次摆入盘中，最后撒上磨碎的奶酪粉、盐和胡椒调味。这款能够调理肠道环境，口味清爽的沙拉好吃得让人上瘾，一口接一口停不下来。

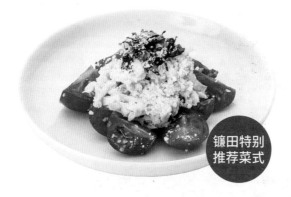

镰田特别
推荐菜式

预计分量（2 人份）

干白萝卜丝（细丝）10 克，酸奶（原味）30 克，佃煮海苔 1 茶匙，樱桃番茄（竖切成 4 瓣）6 个，绿紫苏叶（切丝）1 片，盐、胡椒粉少许，奶酪粉 1 茶匙

番茄红素的抗氧化作用
防止血管和皮肤老化

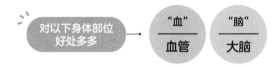

对以下身体部位
好处多多 → "血" 血管 "脑" 大脑

番茄不仅含有丰富的维生素，而且营养非常全面。

番茄中最值得注意的营养素是番茄红素。

人体会生成抵御细菌的活性氧，但过多的活性氧会引发脑部疾病和皮肤老化。

番茄红素的抗氧化能力约为维生素 E 的 100 倍，正好可以帮助我们解决活性氧过多的问题。此外，**番茄红素还能够抑制坏胆固醇的氧化，有改善血液流动的效果。**

番茄红素是一种让番茄呈现出红色的色素。颜色越红，成熟度越高的番茄，含有的番茄红素就越多。番茄红素耐高温，且具有脂溶性，所以我建议你用油来烹调番茄。

你也可以充分利用番茄汁或番茄罐头的便捷性。**番茄深加工的过程会破坏其细胞壁，使得番茄红素的吸收效率大大提高。**此外，番茄还富含 β- 胡萝卜素等其他营养成分，所以请充分利用加工番茄制品，养成食用番茄的习惯。

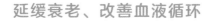

延缓衰老、改善血液循环

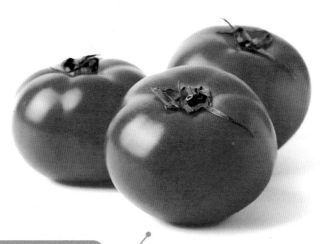

让血液流动更畅通

预防动脉硬化

预防心肌梗死

美容

· 番茄红素	· 维生素 C
· β – 胡萝卜素	· 钾
· 维生素 A	· 膳食纤维

用"蜜汁醋腌小番茄"代替甜食

用牙签在樱桃番茄上扎 10 个左右的小洞。将蜂蜜、橄榄油、米醋放入保鲜袋，搅拌均匀后加入樱桃番茄，放入冰箱冷藏 3~4 小时。这种方式将带皮番茄和橄榄油搭配食用，番茄红素的吸收率会更高。

蜂蜜的甜味和米醋的微酸会透过牙签扎的孔渗透进番茄，十分可口。作为一道制作简单的零盐分小菜，也可以作为补充维生素的零食食用，请一定要多多尝试。

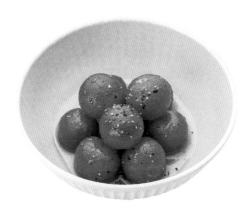

预计分量（2 人份）

樱桃番茄 10 个，橄榄油 1 汤匙，蜂蜜 1 汤匙，米醋 2/3 汤匙，黑胡椒粉按个人喜好添加

冷冻什锦蘑菇
——每天轻松享用
"超级菌类养生餐"

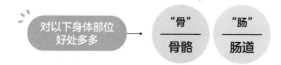

对以下身体部位 好处多多 → "骨" / 骨骼   "肠" / 肠道

通过食用菌类食物来清洁肠道的方式被称为"菌类养生饮食",蘑菇是唯一的全菌类食材。

每天食用蘑菇能增加人体丁酸的含量,丁酸具有调节肠道、增加免疫力的作用。

不同种类的蘑菇都富含膳食纤维,此外,其中的成分 β-葡聚糖具有增强免疫力,清除细菌、病毒等异物的作用。

蘑菇还含有丰富的维生素 D,可促进钙的吸收,是我们**强健骨骼**的得力伙伴。

从蘑菇中摄取营养的最佳方法是将其储存在冰箱中冷冻保存。因为蘑菇在冷冻状态下，水分子会膨胀并破坏蘑菇的细胞壁，使细胞内的鲜味成分和营养物质更容易释放。在此我非常推荐大家试试"冷冻什锦蘑菇"——将你最喜欢的蘑菇如香菇、姬菇、杏鲍菇和松茸等，切成适当的大小冷冻保存。使用时，只需将解冻的蘑菇加入味噌汤或炒菜中，即可立即制作出蘑菇菜肴! 冷冻保存的蘑菇保鲜期长达 1 个月。

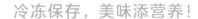

冷冻保存，美味添营养！

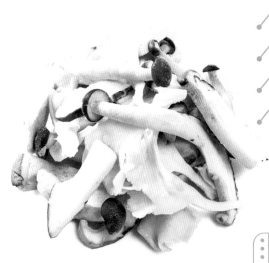

调理肠道

提高免疫力

强化骨骼

美容

· 膳食纤维　　· 维生素 B
· β - 葡聚糖
· 维生素 D

油豆腐和冷冻蘑菇版浇汁豆腐

将冷冻什锦蘑菇快速翻炒，待蘑菇开始变软时，加入切成 4 等份的油豆腐，再加入拌面调料、味醂、糖和水，中火煮 5~10 分钟。最后加入生姜蓉，用水淀粉勾芡就完成了。也可以根据个人喜好在出锅前撒上葱花。油豆腐富含钙元素，如果和冷冻后的蘑菇一起食用，蘑菇中的维生素 D 经冷冻后可以帮助我们更有效地吸收钙元素。

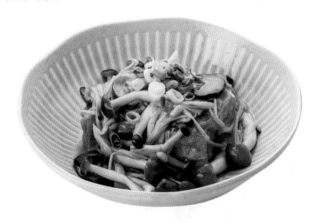

预计分量（2 人份）

冷冻什锦蘑菇 160 克，油豆腐 1 块，2 倍浓缩拌面调料、味醂各 2 汤匙，砂糖 1 汤匙，水 150 毫升，生姜蓉 1 茶匙，马铃薯淀粉 2 茶匙

长寿食材 **16**   醋

改善血液流动，预防脑梗死，还能帮助增肌

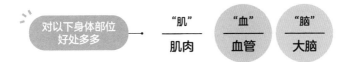

对以下身体部位好处多多 → "肌" 肌肉 | "血" 血管 | "脑" 大脑

　　我认为日本之所以是长寿大国，原因在于日本很多菜都会用醋调味。无论以前还是现在，日本家庭都有经常食用醋拌凉菜、每天早上吃梅干的习惯。

　　柠檬酸是醋中酸味的来源，**具有净化血液、改善血液流动、控制血压、减缓餐后血糖水平上升的作用。此外，柠檬酸还可以预防糖尿病和脑梗死。**

　　柠檬酸还能够**分解血液中的乳酸、加快新陈代谢、缓解身体**疲劳。

　　在日常菜肴里稍微淋点醋，会增加菜肴酸味，达到减盐的效

果。如果在牛奶中加点醋，喝起来有点像拉西（注：印度传统酸奶饮料），我喜欢这种味道。根据口味，你也可以选择黑醋或苹果醋。

我在吃增肌餐的时候会喝用水稀释的醪醋，这种醋用酿造泡盛酒（注：冲绳名产，一种度数较高的蒸馏酒）的黑曲制作。醪醋酸味醇厚，非常适口，并且富含氨基酸，有助于增强肌肉。在运动前饮用醪醋，你会感觉肌肉在增长，耐力也增强了。

健康长寿之源！

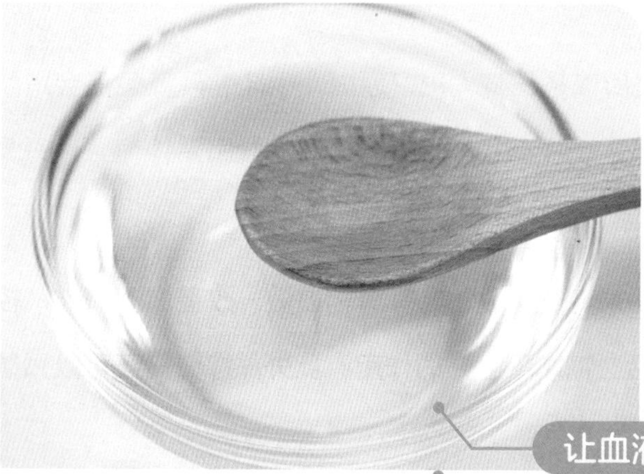

让血液流动更畅通

预防脑梗死

预防高血压

缓解疲劳

· 柠檬酸　　　· 氨基酸
· 葡萄糖酸
· 醋酸

喝一杯就能消除疲劳！"酸奶状饮料"

　　加入醋的牛奶会变浓稠，变成口感极佳的酸奶状饮料。用什么样的醋都可以，不过我最喜欢使用苹果醋。早上来一杯这样的"酸奶状饮料"，能立刻消除疲劳，帮助你神清气爽开启新一天。醋中所含的柠檬酸能促进牛奶中钙的吸收，有助于强健骨骼。用柠檬汁代替醋加到牛奶中也是不错的选择，增添些蜂蜜也能让口感更丰富。

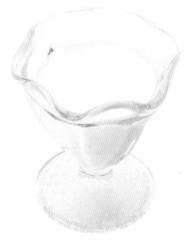

预计分量（1 人份）

牛奶 200 毫升，醋 2 茶匙（可根据你的喜好换成苹果醋或柠檬汁等）

喝"早餐奶"增肌，
喝"睡前奶"助眠

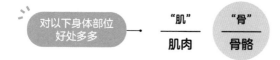

对以下身体部位
好处多多　→　"肌"　　"骨"
　　　　　　　肌肉　　骨骼

虽然有人提议"不要喝牛奶"，但是我还是建议大家养成每天喝一瓶牛奶的习惯。原本远离海港，缺乏优质的鱼类蛋白质的长野县，人均寿命摇身一变成为日本第一，就离不开牛奶的功劳。

一杯牛奶（约 200 毫升）含有 6.6 克酪蛋白，每天早上喝一杯牛奶，可为成年男性补充每日所需蛋白质摄入量的 1/10。

我一直向大家推荐"高蛋白早餐"，尤其推荐早起喝一杯**"早餐奶"**。在忙碌的早晨，喝一杯牛奶也并非麻烦事。**加拿大的研究数据表明，早餐喝牛奶能够控制餐后血糖水平。**

此外，对于有睡眠障碍的人，我建议睡前一小时喝一杯热牛

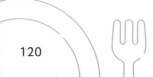

奶，也就是"**睡前奶**"。牛奶中所含的色氨酸是生成睡眠激素的物质，牛奶中的钙也有使人放松的作用。

相比小鱼和蔬菜，牛奶中的钙更容易吸收，是维护我们骨骼健康的强大伙伴。

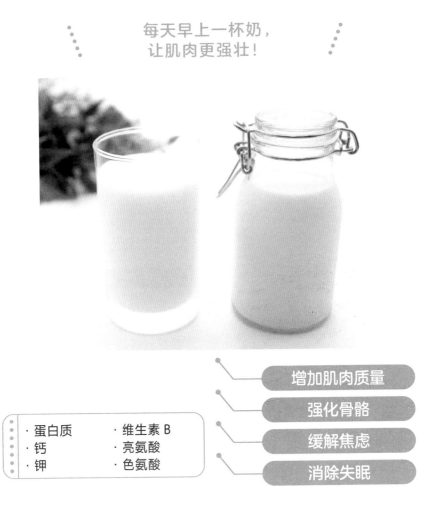

每天早上一杯奶，
让肌肉更强壮！

·蛋白质　·维生素 B
·钙　　　·亮氨酸
·钾　　　·色氨酸

增加肌肉质量

强化骨骼

缓解焦虑

消除失眠

超棒的高蛋白零食"牛奶麻薯"

将糖和马铃薯淀粉放入锅中混合，然后加入牛奶，中火加热，用刮刀不停搅拌。当牛奶变稠并成团后，盛出装盘，并按照你的喜好撒上适量黄豆粉。这道牛奶麻薯口感软糯，带有淡淡的清甜味。牛奶和黄豆粉中富含蛋白质，因此这道牛奶麻薯非常适合作为高蛋白零食食用。其他配料，我还推荐芝麻、蜜红豆或水果。这道甜品本身的味道很简单，可以通过丰富的配料来增加各种变化的口味。

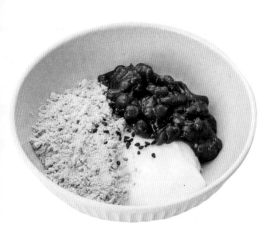

预计分量（2人份）

牛奶 200 毫升，砂糖 2 汤匙，马铃薯淀粉 30 克，其余配料按照你喜欢的口味，可以选择黄豆粉、芝麻、红豆、水果等

长寿食材 **18** 　**酸奶**

增加肠道益生菌，
改善认知功能

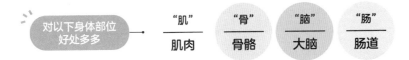

对以下身体部位
好处多多 　→　 "肌"
肌肉　　"骨"
骨骼　　"脑"
大脑　　"肠"
肠道

　　由牛奶制作而成的酸奶，在发酵过程中蛋白质变得更容易吸收，所以喝酸奶能让人体更有效地吸收氨基酸。

　　此外，肠道和大脑之间有"脑肠关系"的相互影响作用。酸奶在改善了肠道环境后，也会对我们的大脑产生积极影响，比如降低我们罹患认知障碍的风险，帮助我们获得更优质的睡眠。

　　对肠道特别有益的活性微生物被称为"益生菌"，乳酸菌和双歧杆菌是最具代表性的益生菌。乳酸菌即使被胃酸杀死，也具有清洁肠道的作用，但也有部分产品在标签上注明其中的乳酸菌"能够始终保持活性地到达肠道"。如果你选择了标明带有

123

某种益生菌、能有效改善肠道环境的产品，也许能给你带来更优异的调理肠道的效果。

双歧杆菌在生长时以低聚糖为食，因此其与香蕉或蜂蜜一起食用可以改善肠道活性。加热会杀死酸奶中的益生菌，因此如果用酸奶做菜的话，切记请勿加热。

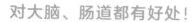

对大脑、肠道都有好处！

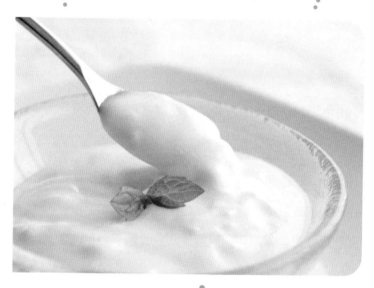

·钙　　　·钾
·蛋白质　·乳酸菌
·双歧杆菌（有些酸奶中可能没有哦）

改善认知功能

增加肌肉质量

调理肠道

让排便更顺畅

用"酸奶金枪鱼蘸酱"让蔬菜变得美味

　　把你最喜欢的蔬菜（比如黄瓜或胡萝卜）切成条。将酸奶、味噌和胡椒粉放入碗中，再加入金枪鱼罐头，搅拌均匀，这款蘸酱就做好啦。酸奶与味噌这两种发酵食品相结合，能有效改善肠道环境。这款蘸酱涂抹在面包上也很好吃。需要注意食用量，不要摄入过多糖分，最好还是搭配蔬菜一起吃，饱腹感很强。我也很推荐用这款蘸酱做酸奶沙拉。

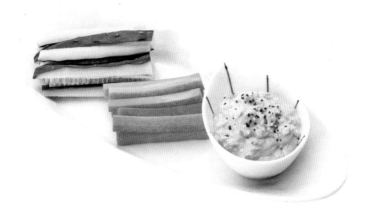

预计分量（2 人份）

金枪鱼罐头 1 罐，酸奶 3 汤匙（原味），味噌 1 茶匙，胡椒粉少许，选择你喜欢的蔬菜即可

125

咖喱粉

借香料之力，
扫除大脑中的垃圾

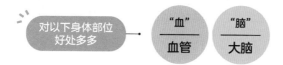

对以下身体部位好处多多 → "血" / 血管　"脑" / 大脑

　　我非常喜欢咖喱，是每周都要吃两次咖喱的资深爱好者。有些人或许认为咖喱的重口味会导致盐分摄入过多，血压升高。实际上，情况恰恰相反。**咖喱独特的香气和辣味有助于减少盐的摄入量，因此我特别推荐高血压患者食用咖喱。**

　　姜黄、小茴香、香菜、小豆蔻、辣椒……咖喱粉中许多香辛料都具有很强的抗氧化特性。瑞典林雪平大学发表的研究表明，**姜黄素（姜黄中含有的一种多酚）被证明具有预防认知障碍的作用。**据说姜黄素可以抑制体内蛋白质和淀粉样蛋白的沉积，从而避免患阿尔茨海默病。

汉堡、饺子、炒菜、面糊、汤等日常食物中，都可以尝试添加一些咖喱粉。如此不仅可轻松改变食物的口味，更能得到一道补脑佳肴。大热天吃咖喱后，热汗淋漓，蒸发作用下，人的体温会降低，血液循环会得到改善。

用香料的刺激预防高血压！

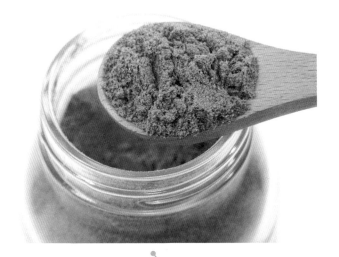

· 姜黄素（多酚）· 铁
· β-胡萝卜素 · 钙
· 膳食纤维

改善认知功能

预防高血压

提高免疫力

缓解疲劳

配料丰富的"健脑咖喱清汤"

在锅中倒入橄榄油加热,加入洋葱丁翻炒。洋葱丁炒熟后加入豆苗翻炒,随后加入什锦豆子、清汤粉、咖喱粉和水。煮沸后再加入切好的樱桃番茄、盐、胡椒粉,煮制1～2分钟即可完成。这道菜中,姜黄等香辛料有强大的抗氧化效果,足量的配菜营养十分均衡。当你胃口不好的时候,它非常适合作为例汤。

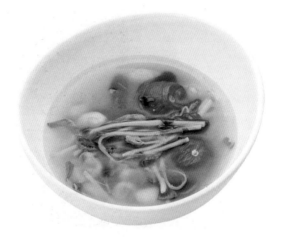

预计分量(2人份)

洋葱 10 克,豆苗 40 克,什锦豆子 80 克,清汤粉 3 克(1/2 茶匙),樱桃番茄 4 个,咖喱粉 1 克(1/2 茶匙),盐、胡椒粉各少许,水 400 毫升,橄榄油适量

"好油"与"坏油"，增加大脑的认知功能

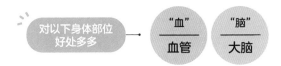

对以下身体部位好处多多　→　"血" 血管　"脑" 大脑

脂肪作为一种高效的能量来源，每克能提供 9 卡路里热量。油脂对维系我们的健康至关重要，能帮助我们吸收溶解在油中的脂溶性维生素，维持体温，保护内脏器官。

伊利诺伊大学的一项研究表明，橄榄油含量很高的一种 ω-9 脂肪酸——油酸可增强大脑背侧的视觉通路功能，有助于提高智力。

另外，紫苏籽油和亚麻籽油中含有的 ω-3 脂肪酸——亚油酸在进入人体内后会转化为 DHA 和 EPA，具有激活大脑中神经系统的功效，如果不方便吃鱼，推荐多食用这两种油。

煎炸用油尤其需要注意。油在高温加热时，会转化成反式脂肪酸，并增加坏胆固醇的含量。**我们最好每周只吃一次油炸食品，每天将用油烹饪的食物限制在两份以内。条件允许的话，煎炸用油最好一次用完，若重复使用，请尽量限制在 2～4 次。**

只需将其添加到食物中
即可激活你的大脑！

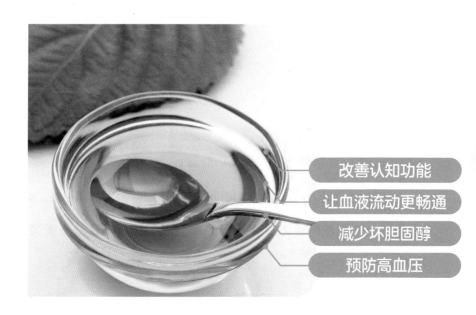

改善认知功能

让血液流动更畅通

减少坏胆固醇

预防高血压

· 亚麻酸（紫苏籽油、亚麻籽油）
· 油酸（橄榄油）· 维生素 E
· β - 胡萝卜素 · 油脂

浇上一勺，就是一道补脑菜肴

　　紫苏籽油和亚麻籽油不耐高温，使用这两种油的时候请一定不要加热，只需要在菜肴中简单地浇上满满 1 茶匙就好。我经常在凉拌菠菜、纳豆、豆腐、沙拉时浇上一勺紫苏籽油或是亚麻籽油，也会将它们添加到蔬菜汁和酸奶中。如果你想直接食用橄榄油，我建议使用特级初榨橄榄油，这种橄榄油搭配白鱼生鱼片食用，看起来会有像白汁红肉一样的奢华感。而猪油、牛油和黄油等在室温下通常为固态的动物性脂肪，在人体内容易凝固，导致血液变得黏稠，为了长寿，尽量少吃为好。

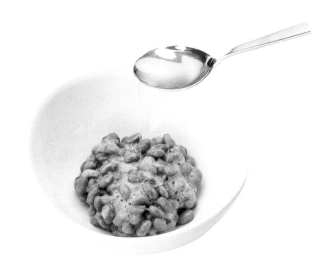

长寿食材 **21** # 琼脂

能控制血糖和减少中性脂肪的"膳食纤维之王"

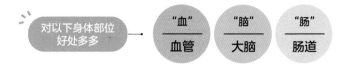

对以下身体部位好处多多 → "血" 血管　"脑" 大脑　"肠" 肠道

在我居住的长野县诹访地区，琼脂产业已经繁荣了大约 200 年。大约 50 年前，我来到这里时，琼脂产业正逐渐衰退。但是，当时我认为琼脂将是改善健康的一大利器，琼脂富含膳食纤维，含量高达 80%，有这一特点的食材非常少见。

琼脂富含矿物质，而且能让人有较强的饱腹感，此外也可以减缓血糖水平的上升，有助于快速消除肠道中多余的甘油三酯、坏胆固醇，还有促进人体排出多余盐分的功效。因此，琼脂能使血管恢复活力，降低患阿尔茨海默病的风险。

在味噌汤或炖菜中添加线状琼脂或粉状琼脂，都是非常便捷的食用方法。

我特别想向大家推荐"番茄琼脂"。这道菜使用了琼脂粉和番茄汁，是长野县的一位家庭主妇发明的。番茄中番茄红素具有抗氧化能力，能起到保持血管年轻的作用。当然，最重要的是，这道菜非常好吃！

　　我食用番茄琼脂，在 3 个月内成功减重 8 千克！

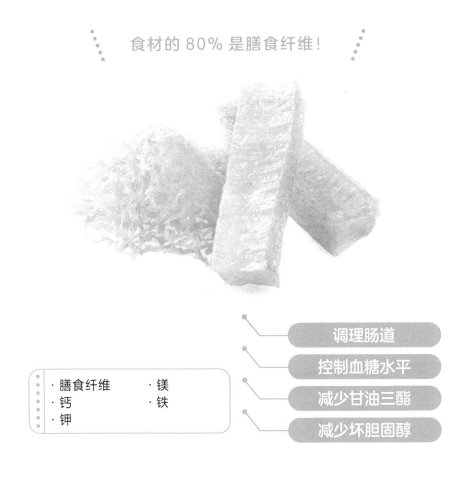

食材的 80% 是膳食纤维！

· 膳食纤维　· 镁
· 钙　　　　· 铁
· 钾

调理肠道
控制血糖水平
减少甘油三酯
减少坏胆固醇

大受欢迎的 "番茄琼脂"

　　将番茄汁、苹果汁、糖和琼脂粉混合并加热，只需要煮约 2 分钟，然后离火，倒入容器中，让混合物冷却凝固即可。当时，这个食谱一在报纸上刊登，就大受欢迎，琼脂粉一度在商店脱销。如果用牛奶和水代替番茄汁和苹果汁，就能制作成富含蛋白质、能强健骨骼的牛奶琼脂，因为所有的孩子都喜欢它，所以很适合用来当作孩子的健康小零食。

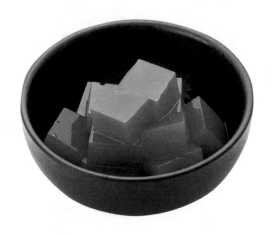

预计分量（2 人份）

　　番茄汁 240 毫升，苹果汁 360 毫升，琼脂粉 3 克（1.5 茶匙），糖 25 克（约 3 汤匙）

长寿食材 **22** **海藻**

让骨骼、血管和
肠道都健康，海藻的力量

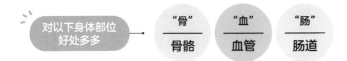

前文中，我提到了蔬菜的重要性，其实海藻正是生长在海洋里的蔬菜。海藻的钙含量很高，同时富含膳食纤维。维生素 A 常见于绿色和黄色蔬菜中，在裙带菜和裙带菜孢子叶等海藻中含量同样很丰富。

而且，海藻中那些滑溜溜的成分，对人体也非常有好处。这些黏滑的成分包括具有抗癌作用的岩藻依聚糖和可降低胆固醇水平的海藻酸钾等，都是非常重要的营养元素，有助于改善血液流动。

海藻这种食物有改善肠道健康的功效。海藻酸钾是一种水溶性膳食纤维，可以软化积聚在肠道内的宿便，吸收多余的钠和胆固醇，并将其排出体外。

我经常在早餐时往味噌汤中加入裙带菜，晚上吃海蕴。像干裙带菜段和袋装海藻等多种藻类，都很便于食用，建议在家中常备，只需要打开包装就可以轻松下锅入菜。

"海洋蔬菜"非常适合
强健骨骼和调理肠道

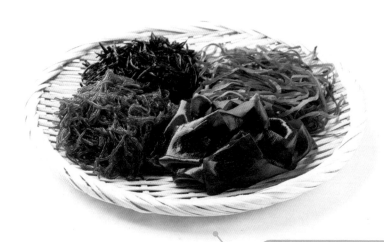

- 维生素 A　　· 海藻酸钾
- 钙　　　　· 膳食纤维
- 岩藻依聚糖　· 镁

強化骨骼

让血液流动更畅通

抗癌

调理肠道

1 秒就能做好的"凉拌海藻豆腐"

如果饭桌上刚好缺一道菜，只需要在豆腐上装饰一点市售袋装裙带菜孢子叶，就能瞬间完成一道对骨骼、血管、肠道都大有好处的菜肴。裙带菜孢子叶含有维生素 K 和镁，因此与富含钙和蛋白质的豆腐一起食用，强健骨骼的效果就更上一层楼了。这道菜不仅热量低，而且对身体好处多多，是一道经典的懒人健康菜。

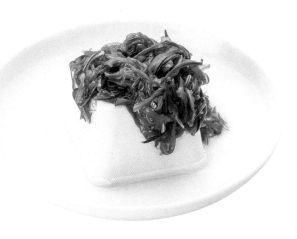

预计分量

豆腐适量、裙带菜孢子叶适量

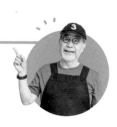

读书越多的人
身心越健康的理由

读书激发想象力、注意力还有记忆力，
充分开发运用你的大脑！

通过饮食和锻炼保持健康固然关键，但我认为创造一个人人都可以长寿的环境也很重要。为此，我在佐贺县佐贺市修建了一座小小的图书馆。

阅读可以让我们的心灵保持健康。首先，阅读可以满足我们的求知欲，让我们的思想永远保持新颖，使心灵丰沛。除此以外，近年来人们逐渐认识到，阅读不仅作用于心灵，对我们的身体健康也有着积极的影响。

NHK（日本广播协会）有一档节目，利用人工智能分析了健康寿命长度的相关数据，发现全日本健康寿命最长的山梨县，每 10 万人拥有的图书馆数量也是日本第一。相对于全国平均水平的 2.61 个，山梨县每 10 万人的图书馆数量为 6.59 个，是全国平均水平的近 3 倍。此外，美国耶鲁大学公布的数据显示，读书的人比不读书的人寿命要长将近 2 年。如果读书这种行为确实与长寿有关的话，实在是意义非凡。

读书可以锻炼你的想象力和阅读理解能力，也能极大地改善你的注意力和记忆力。所以很自然，读书也有助于预防阿尔茨海默病。去图书馆读喜欢的书，可以当作一种运动锻炼的方式，还能借此机会结识新朋友，我非常推荐老年人选用这种保健方式。

每天只需 30 分钟就好。首先，挑选一本你感兴趣的类型的书，看绘本也很不错。

除健康饮食外，也希望你尝试让阅读成为一种日常习惯。

街市里的图书馆——镰田文库的巧思

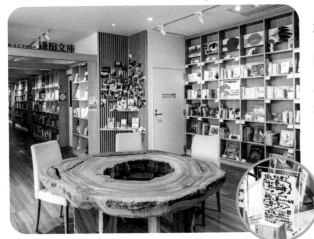

在佐贺市的复合设施"水之家"里，设立了街市里的图书馆"镰田文库"。镰田医生的"本月必荐的三本书"和他的亲笔留言，能帮助大家选择书目。该馆还有很多儿童绘本。

街市中的图书馆镰田文库

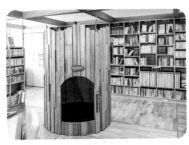

▲老建筑里有樟树木材制成的木屋，小孩子经常钻到里面去。

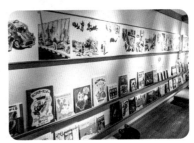

▲在隧道般的通道两旁摆满了绘本和让孩子兴奋不已的各种装置。

我推荐的两本书

《日本之味之道》《食桌情景》

我想向大家介绍两本与美食有关的书。第一本是《日本之味之道》，书中详细记录了多才多艺的鲁山人孜孜以求的美食。当我读到书中如何吃纳豆之类的篇章时，简直是垂涎欲滴。第二本书是池波正太郎所著的《食桌情景》，作者因创作《鬼平犯科帐》而闻名。咖喱、鳗鱼、荞麦面、炸猪排……对于把尝尽人间美食当作人生一大快事的我来说，只要在包里带上这两本书，就能随时开始一场美食之旅。书中介绍了以红酒闻名的白藜芦醇和虾青素，一种在鲑鱼和红鲷中发现的红色素；还介绍了一种饮食方法，无论吃多少都不会让人发胖。

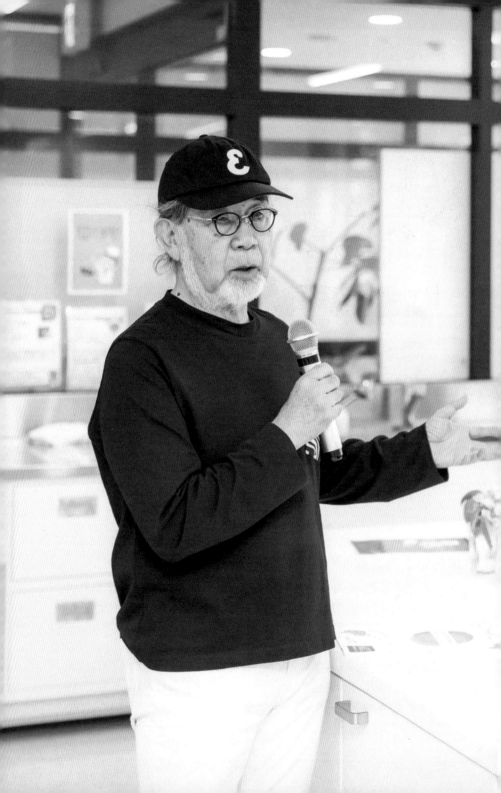

第3章

轻松健康活到
100岁

9 大进阶版
饮食技巧

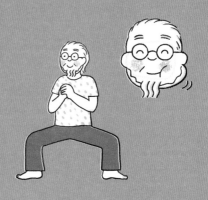

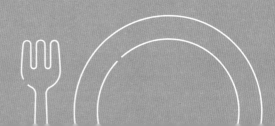

克服 70 岁、80 岁、90 岁的障碍，精神矍铄地活到 100 岁，直到最后都能行动自如。

这就是第 3 章的主题。

现代医学的进步令人惊叹，最近我们开始听到很多类似"自噬"和"合生元"等与健康生活息息相关的词语。

通过采用新颖的方法，你可以将基本的健康饮食方法提升一个档次。

另外，和我们之前探讨的"肌""骨""血""脑""肠"的内容有些不同，还有一些事情也需要注意。

例如，避免在用餐时发生"呛食"。

这种情况，大家想想都会觉得后果非常严重。

日本每年有超过 40 000 人死于吸入性肺炎，位于死亡原因第 6 位。[1] "呛食"正是这一切的诱因。

1　厚生劳动省《令和三年（2021 年）人口动态月报年度总计（概数）的概况》

我希望能帮助大家稍微调整饮食方法，并在用餐前做一些简单的体操来预防"呛食"。

此外，是如何把握饮酒的问题。

我在广播节目中的搭档吉野牟田先生对我说："为了能品出更美味的酒，我现在正在实践镰田医生的饮食法。"

因为这样的原因而采纳我推荐的饮食法，我非常欢迎，特别欢迎！

最重要的是"把享受美食当作人生一大快事"。

我希望全日本的爱酒人士，都能在本书中找到方法，把握"恰到好处"的饮酒之道。

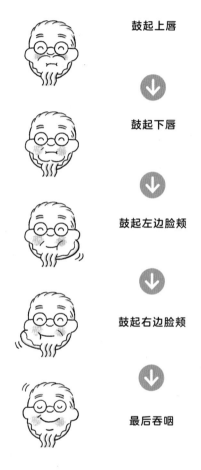

鼓腮吞咽 双颊体操

鼓起上唇

↓

鼓起下唇

↓

鼓起左边脸颊

↓

鼓起右边脸颊

↓

最后吞咽

　　闭上口，分别向上、下、左、右鼓气，依次使上、下嘴唇和左、右脸颊鼓起来，最后吞下嘴里分泌的唾液。通过这套脸颊体操，能够锻炼口周肌肉，最后的吞咽口水，能够达到进行食物吞咽训练的效果。

镰田式"自噬"式饮食法
无论吃多少，都不会发胖

　　我每天早上 7 点 30 分左右吃早餐。作为一名自由职业者，我的晚餐时间通常是下午 5 点 30 分左右，在那之后，我不再吃任何食物，直到第二天吃早餐。

　　我每天白天会抽出一段时间不吃任何东西，让身体处于一种"**适度饥饿的状态**"，从而激活身体的"自噬"功能。

　　人体细胞会把体内不需要的物质转化为能量循环再利用，因为细胞会分解自身的一部分，所以这种功能被称为"自噬"——"自己"+"吞噬"。

　　通过激活这种自噬功能，你可以提升免疫力、预防老化，因为它能削弱淀粉样蛋白的作用，据说淀粉样蛋白正是阿尔茨海默病的致病原因。

如果可能的话，尽量在晚上7点到9点之间吃完晚餐，并在第二天早上以前，预留出至少10个小时的禁食时间。禁食约10小时后，人体开始燃烧脂肪。

有些人提倡"轻断食"，即在16个小时内保持空腹。**但不想那么辛苦的我提倡的是"更轻松的禁食"。**我向患者推荐这种方法，因为即使在10个小时以后，它依然有效。有喝酒或是吃冰激凌、水果等甜食习惯的人，最好在晚饭后尽快享受。**以前我的体重一直是80千克，用这种方法之后，成功地让体重保持在72千克。**在外面吃美味的东西，也多是在午餐时间，价格要比晚餐便宜三成。

能够促进自噬功能的营养素包括：纳豆中的亚精胺、红酒中所含的白藜芦醇，以及在鲑鱼和红鲷鱼中发现的红色色素——虾青素。

这是一种无论吃多少都不会让你发胖的饮食方法。

能够预防吸入性肺炎的
"不呛人"的饮食法
每年有超过 4 万人因吸入性肺炎死亡

我经常收到这样的咨询："医生，我吃饭时呛到了。"

这是由口腔功能衰退、食物误入呼吸道引起的呛食。

因吞咽困难导致的呛食，很可能导致吸入性肺炎，这是一种会危及生命的疾病。

为了防止呛食发生，首先，**要避免吃饭时一心二用，用餐时注意力要集中，每次放入口中的食物要适量，并小心谨慎地吞咽。**

其次，"黏稠"对于防呛食也很有效。"黏稠"是防呛食的关键词，比如可以将纳豆、长蒴黄麻、蘸酱油的秋葵和米饭一起食用。

煮饭时多放水，煮出来的软米饭，口感黏软、不易呛人，与豆腐、蔬菜搭配，营养均衡。我很推荐"山药汤饭"。

此外，要避免吃加醋或香料较多的刺激性食物，少吃这类食物

会减少胃酸分泌，不易发生呛食。酸奶等食物中含有的乳酸菌，能让消化食物并被送到肠道的"胃排空时间"正常化，消除胃胀，防止胃酸逆流。

另外，需要注意的是保持正确的体态。

如果避免弯腰驼背（这会增加腹部压力），并通过胸式呼吸来扩张胸部，你会发现这样就不容易呛到了。

另外，吃饭前，请参阅第144页，练习一下**"鼓腮吞咽双颊体操"**，将口腔上、下、左、右鼓气，然后吞咽。这可以暂时缓解口腔功能衰退，就不那么容易呛到了。

防呛食
"山药汤饭"怎么做

　　将 100 克山药擦成泥，加入少量打散的鸡蛋和 50 毫升高汤，用搅拌器搅拌均匀。将其倒在米饭上，根据自己的喜好撒上大葱丝，就成了我推荐的"山药汤饭"。山药泥让米饭成为恰到好处的"黏性"食物，更容易吞咽，不会引起呛食。而且还可以同时吃到山药和鸡蛋，营养非常丰富。更重要的是，简单易上手。

山药汤饭

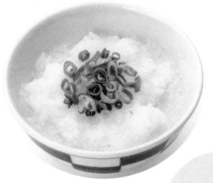

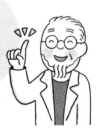

想办法防止呛食，是健康长寿的关键。

3

防脱水的方法
摆脱持续疲劳、食欲缺乏

食欲缺乏、头晕、睡觉后依然感到疲倦，这些症状可能是由脱水引起的。夏天是脱水症多发的季节，冬天也要小心"隐性脱水"。

随着年龄的增长，以前未曾注意到的脱水症状有可能就开始出现了。你身上是否出现了以下类似的症状？

① 手变凉了（和他人握握手，就很容易发现）；

② 舌头发干；

③ 捏住皮肤后，3 秒以上不能恢复原状；

④ 按拇指指甲尖，红色很难消失；

⑤ 腋下干燥。

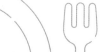

只要有一条符合，就一定要好好补充水分哦。

我推荐大家饮用在淡红茶或花草茶中加入足量蜂蜜和新鲜柠檬汁的热柠檬茶。**柠檬、梅子、葡萄柚和醋等水果、饮品中有柠檬酸，是预防疲劳的特效药，可以缓解肌肉疲劳。**

出现脱水症状的时候，不能大口大口地喝冷饮，哪怕是夏天也要经常喝常温水。

另外，夏天食欲下降，有的人很多时候会选择吃挂面等简单的食物随便应付一下。**但是这么做的话，就很容易出现营养不良或是苦夏的情况。**

镰田式挂面是将冰箱里的蔬菜、纳豆、猪肉的冷涮盛入大盘子里，再往面上撒上满满的芝麻碎，浇上拌面酱料拌匀了吃。如此一来，糖类、蛋白质、膳食纤维都能均衡摄入，营养全面。此外，如果再加入生姜、葱、大叶、香叶等佐料，以及辣椒和咖喱里用的香辛料来调味就更好了。

佐料可以提升食欲。放了大量佐料的挂面、豆腐，配上夏季蔬菜的咖喱汤也很不错。

镰田式与酒的相处之道
珍惜快乐，不必太严苛

正所谓"酒为百药之长，亦为万病之源"，适量饮酒，可以振奋精神，消除压力。

我 56 岁辞去医院管理负责人一职后，喝应酬酒少了，心情好的时候会喝一点酒，与酒保持着恰到好处的距离感。

镰田式的方法不是忍耐，而是找到一种自我满足的妥协方案。

与其这也不能做，那也不能做，不如去找到那个"这样做就好"的平衡点，这样的话，一日终焉，你可以收获满心的充实感。

要想健康饮酒，下酒菜的选择就很重要。

例如，章鱼、牡蛎、蛤蜊、河蚬等海鲜、河鲜中的牛磺酸具有增强肝脏解毒能力、缓解疲劳的效果。

说句题外话，过年的时候都会吃醋渍章鱼吧。因为章鱼的汉字可以写作"多幸"，寓意"希望新的一年能够幸福美满"。正月里酒喝得多，不妨吃些醋渍章鱼养护肝脏。

酒喝到最后，除了收尾的拉面，用蛤蜊、河蚬做的味噌汤来收尾也不错。

患有糖尿病的人，纯酒精的摄入量在 20 克左右是适量的。我对患者这样说明，对糖尿病患者来说合适的饮酒量，相当于日本酒 1 合（0.18 升），啤酒 500 毫升，红酒 180 毫升。有研究表明，啤酒中的苦味成分——异 α 酸，能够活跃免疫细胞，清除会使大脑萎缩的淀粉样蛋白（俗称脑垃圾），从而**预防认知障碍**。

另外，威士忌是烈性酒，日本酒是绵柔的淡酒，喝酒时，和酒交替喝等量的水，可以预防酒精引起的脱水症状。

珍惜快乐，不要过于严苛。

佐贺县的"锅岛""天山"，长野县诹访的"真澄""本金"等，我因为到全国巡回演讲，各地都有好喝的酒，这就是日本的魅力。我不会对自己太苛刻，希望能"适可而止"地享受饮酒的乐趣。

"早上到，真热闹"
预防营养不良的神奇密码

营养不良是健康长寿的大敌之一。根据平成二十八年（2016 年）的厚生劳动省的调查，65 岁以上的群体中 13% 的男性、22% 的女性有营养不良的倾向。

特别是最近，独居老人越来越多。

随着年龄的增长，人的食欲本来就会下降，再加上一个人独居的话，就很容易对付着吃某样食物；或者是做一次菜，分量特别大，接下来连续好些天吃同样的食物；或者只吃爱吃的食物，容易养成这样一些饮食习惯。

自古以来就有这样一句关于日本日常饮食的俗语："孙子很温柔（まごわやさしい）"（在日文中是由以下各种食材的日语发音首假名组成：豆子（ま）、芝麻（ごま）、裙带菜（わかめ）、蔬菜（や）、鱼（さ）、香菇（しいたけ），光吃一种食物的话，不知不觉间会变得营

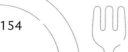

养不良，容易引起身体功能衰退。

最近流行的是"快来，热热闹闹地享用（さあにぎやかにいただく）"[1]这样的暗语。

"さ"是鱼、"あ"是油、"に"是肉类、"ぎ"是牛奶、"や"是蔬菜、"か"是海藻、"い"是薯类、"た"是鸡蛋、"だ"是大豆、"く"是水果。我非常赞成把肉类、牛奶、鸡蛋、油加入到日常食材里去，健康饮食才能让我们健康长寿，直到95岁还能精神饱满地去参加当日往返的温泉之旅。

但是在镰田式的饮食法中，我不太推荐糖分高的薯类和水果，取而代之的，我希望大家能多吃菌类和发酵食品。

除了薯类和水果，我希望大家能添加一些发酵食品。

这样我们的通关密语就成了"早晨到，真热闹（あさはきたにぎやかだ）"（油、鱼、发酵食品、菌类、鸡蛋、肉类、牛奶、蔬菜、海藻、大豆10种食品日语发音首假名组成的暗语）。

除了米饭和面包，请从这10类食物中，每天以吃够7类食物作为目标，每种吃的量少一点也没关系。

1　东京都健康长寿医疗中心研究所开发了"食品摄取多样性积分"，由其食品组群的10类食材名称的首假名构成了这份通关密语，这是由"挑战运动器官综合征"推进协议会设计的口号。

6

镰田式 "酸奶减肥法"
充分利用肠道的黄金时间！

喝酸奶的话，其中的乳酸菌和双歧杆菌具有调节肠道的功效。

这样一来，排便更顺畅，养成易瘦体质，皮肤和头发恢复原有光泽，当然也有应对代谢综合征的强大力量。我注意到了酸奶的这种强大力量，设计出了 **"酸奶减肥法"**。

其实方法很简单，只要在晚饭后喝酸奶就可以了。

肠道最活跃的黄金时间是早上起床后的 15 ～ 19 个小时。早上 7 点起床的话，肠道的黄金时间是到次日凌晨 2 点。

晚饭后喝酸奶的话，在肠道的黄金时间里益生菌会充分发挥作用，调理肠道。因为空腹时胃酸比较强，建议在饭后喝酸奶。

因为吃进去的乳酸菌无法在体内停留太长时间，所以每天坚持喝酸奶比一次性喝很多更重要，每次 100 ～ 200 克酸奶就足够了。

关于酸奶，我的推荐是尽量选择无糖酸奶，不过味道可能不那么招人喜欢。

那么可以淋上一点蜂蜜，把小块的苹果放在酸奶上，撒上一些芝麻……食用无糖酸奶的关键就在于，需要不断想出新点子让它的口感变得更招人喜欢。

此外，乳酸菌合适与否，也是因人而异的。如果一直食用与你体质不合的乳酸菌，有可能反而会导致肌肤粗糙，或是便秘。

如果你吃一段时间某一品牌的酸奶后，发现肠胃或皮肤感觉不舒服，可以尝试一下不同品牌的酸奶。

7

肠道"合生元"

将益生菌和它的食物同时送入

能够维持肠道环境的乳酸菌、双歧杆菌等活性微生物(好细菌)被称为"益生菌"(参见第 62 页)。

摄入益生菌可以增加肠道内好细菌的数量,并减少"坏细菌"的数量。

另外,低聚糖和膳食纤维等营养物质,可以作为肠道内好细菌的食物,并帮助它们生长,被称为"**益生元**"。

最近,将这两者同时摄入体内的"合生元"的概念开始引起人们的关注。

让益生菌和其食物一起进入肠道,从逻辑上来讲非常合理,而实际上这种做法已经在医疗中运用了。

所以，请务必让这些"合生元"进入你的家中。

例如，"**酸奶泡发干货**"。

干白萝卜丝和干香菇都含有丰富的膳食纤维，如果用水泡发，会导致食物中的**水溶性维生素 B 流失；用酸奶泡发这些干货，则可以充分保留这些维生素。** 具体做法请参阅第 108 页中的内容。

你还可以选用镰田式酸奶减肥法的处理方式：用足量的酸奶与干货充分混合，放入冰箱冷藏过夜，用于制作第二天的晚餐。

也可以用水果干来代替普通干货。酸奶中的水分会软化水果干并提高营养物质的吸收率，干果中的低聚糖也对人体大有益处。

其他的"合生元"式饮食搭配还有"纳豆山药饭"及加有纳豆、泡菜、秋葵、滑子菇等配菜的"豪华盖浇荞麦面"等。

合生元激活肠道的原理

　　酸奶和纳豆中含有能改善肠内环境的有益菌——益生菌（乳酸菌、双歧杆菌、纳豆菌等）。萝卜丝、干果、豆类和香蕉等则含有益生菌的食物——"益生元"（低聚糖和食物纤维）。同时食用以上两类食物的"合生元"饮食搭配，就能进一步激活肠道功能。

益生菌

益生元

高蛋白饮食利器
家中常备、勤快补充

作为高蛋白饮食的"利器",我想推荐蛋白质强化食品。

一些高蛋白酸奶,每杯 100 克左右就含有 10 克蛋白质,而且味道很浓郁!

此外,超市和便利店里还陈列着各种各样的蛋白质强化食品。如果使用网络购物,还会有更多选择,直接送货上门。

我认为老年人更应该选用这样的商品。把平时的酸奶和牛奶换成蛋白质强化的酸奶和牛奶,试着更轻松、更慵懒地生活也不错吧?

我还特别想推荐的一种蛋白质饮食法是:勤快地补充。

我常常食用一种由蚕豆、豌豆、发芽糙米搭配的 100% 天然成分的日式高汤，只要在三餐饮食中加入满满 1 茶匙，每天就能摄取约 12 克蛋白质。可以用它来做味噌汤和炖菜，也可以在做饭和炒蔬菜时添加调味。你只需要把它用热水溶解就可以直接饮用了。

另外，在我家的冰箱里常备瓶装油浸沙丁鱼，匆忙备菜发现菜品不够，或是心里总觉得缺少了一道菜时，我就会往油浸沙丁鱼上浇点佐餐辣椒油端上餐桌，非常美味。**这是我家的蛋白质饮食的秘密武器，这道菜蛋白质和 ω-3 脂肪酸的含量都很丰富。**因为罐装产品开封后不易保存，所以我推荐瓶装产品。即便是独居生活的人，2 周内也可以少量多次地吃完。

做菜时的记忆提升术
让身心都更健康

最后我想推荐给大家的是，最为关键的"做菜"。

在进行某项工作的时候，我们的大脑会暂时记住必要的步骤。这种被称为"工作记忆"的短期记忆，在做菜的时候会被充分激活。

比如说，当你做菜时，挑选食材，切、烤、煮、调味等每个动作，都必须有条不紊地进行，这一系列动作，对大脑都是非常有益的。

工作记忆与大脑的前额叶皮质有关，如果前额叶皮质被激活，人的判断力就会提高，也容易产生灵感。

另外，前额叶皮质还与情绪有关，如果前额叶皮质功能低下，人的情绪就会变得很不稳定，甚至抑郁。

镰田塾的学员们在镰田塾做菜的时候，都充满了活力，这可能就是因为前额叶皮质活跃，工作记忆发挥了作用。

按照本书介绍的各种长寿料理食谱做菜，可以刺激大脑，让我们的身心都更加健康。

为了轻松健康地活到 100 岁，请一定要多多实践长寿饮食术，亲手制作长寿菜式!

牢记以下 9 个技巧，就能轻松"超越百岁"！

1. 合理禁食，控制体重

2. 小心呛食风险

3. 预防脱水，缓解疲劳

4. 饮酒的秘决：适可而止

5. 丰富食物种类，每天吃够 7 种

6. 巧用酸奶，调整肠道环境

7. 摄入合生元，减少肠道内"坏细菌"

8. 勤快补充蛋白质

9. 亲自做菜，锻炼大脑

每天记录保健康
实现梦想"复盘"术

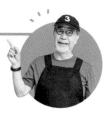

　　我们在镰田塾有"三大约定"。除了本书介绍的多吃蔬菜和蛋白质以外，每天坚持走路、饭前深蹲等轻松的运动也是我和大家的约定。

　　为了让大家每天都能坚持下去，我推荐使用"复盘"术。在镰田塾会发给大家记录每天行为的"复盘表"，每天只需要在表上填写一行就可以了，操作非常简单。

　　调查结果表明，复盘行为对维持健康状态非常有帮助。这是西九州大学大田尾浩教授研究组的报告，追踪收集了134名老年人为期半年的数据，有复盘记录的组群比没有复盘记录的组群，骨骼肌肉量增加，跌倒风险降低。

　　只要留有记录，就能找到当天需要反省的地方，也就能知道每一天需要改善的地方。比如今天只走了3000步，明天就会设定多走1000步的目标。

　　复盘，可以引导我们采取下一步行动，通向健康长寿之路。在第168页我准备了复盘表格，请大家复制运用。

镰田塾的三大约定

1 **一天吃够 350 克蔬菜**

2 **每天走 4000 ～ 8000 步** (觉得这个运动量不够的人可以再多走1000步，再多走10分钟)

3 **每餐：1 份蛋白质复合物 + 饭前运动**
(运动内容可在下一页列表中选择任何一项)

每顿饭前任选一项，让你活力充沛、健步如飞！
镰田式"长寿"运动

① 镰田式宽腿深蹲

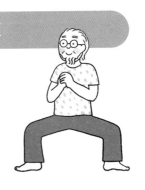

❶ 挺直腰背，双脚分开比肩略宽，呈八字步打开

❷ 双手交叉放在胸前，大腿向外打开，下蹲

❸ 下蹲，直到大腿与地面平行

❹ 慢慢回到原来的位置。该动作连续做 10 次

>> 强化大腿肌肉和腹肌、股关节，
打造不易摔倒的身体！

② 前弓步

❶ 两脚分开与肩同宽，挺直腰背，双手交叉放在身体前

❷ 左脚向前踏出。这时，右脚的脚后跟抬起离开地面

❸ 慢慢下沉身体，使两膝弯曲成直角

❹ 将左脚恢复到 ❶ 的位置。左右脚交替各做 10 次

>> 锻炼大腿和躯干的肌肉，
打造健康的身体！

③ 轻松踮脚尖

❶ 双脚打开与腰同宽，把手搭在桌子上

❷ 稍稍抬起脚后跟，踮起脚尖

❸ 继续抬起脚后跟，挺直腰背

❹ 把重心放在脚后跟上，"咚"的一声让脚跟落回
地板上。重复做 10 次
※ 如果感觉对脚后跟的刺激太厉害的话，可以稍微弯曲膝盖。

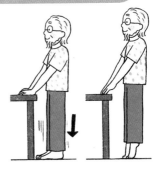

>> 刺激成骨细胞，防止骨质疏松症！

月

体重 ___ kg

身高 ___ cm

日期 \ 标记	蔬菜 350 克	蛋白质					运动各 10 次			步数
		鸡蛋	奶制品	肉	鱼贝类	大豆类	早晨	中午	晚上	
	◎	○	◎	○	◎	△	◎	◎	△	6000
1 日										
2 日										
3 日										
4 日										
5 日										
6 日										
7 日										
8 日										
9 日										
10 日										
11 日										
12 日										
13 日										
14 日										
15 日										

如果你做得很好就标记◎。如果做得还可以就标记○。如果你觉得自己做得还不够，请用△标记。这张表格能让我们认真思考明天需要什么。也不用想得特别复杂。首先从认真坚持每一天开始。

	蔬菜350克	蛋白质					运动各10次			步数
		鸡蛋	奶制品	肉	鱼贝类	大豆类	早晨	中午	晚上	
标记日期	◎	○	◎	○	◎	△	◎	◎	△	6000
16 日										
17 日										
18 日										
19 日										
20 日										
21 日										
22 日										
23 日										
24 日										
25 日										
26 日										
27 日										
28 日										
29 日										
30 日										
31 日										

与镰田实医生同行

创建一个卖不出去药、
人人乐享健康长寿生活的城市

2018 年，佐贺县创办了"镰田实'康乐健康长寿实践学校'"。我的主业虽经营一家药妆店，但我筹备这个项目时，却强烈希望将佐贺打造成"卖不出去药的城市"，让佐贺县成为全日本最健康、寿命最长的县。众所周知，长野县，从前全日本人均寿命最短的县，一跃成为日本最健康、最长寿的县，镰田医生是为此做出了杰出贡献的人之一。因为他和百岁老人日野原茂明先生，经常来佐贺县讲学，因缘际会我延请镰田医生来担任校长。

镰田塾的开学演讲的题目是"百岁时代的生存"。镰田医生的"储金,不如储肌"、"关键在于如何每天吃够350克蔬菜"等讲座妙趣横生,让与会的各个年龄段(年龄稍大)的人都深感兴趣,现场欢声笑语不断。其中,"长寿健康为了谁"的故事尤其令人印象深刻。他在说"为了让佐贺县成为健康长寿的县,让我们从现在开始戒烟吧"时,那股侠义气概是至关重要的。他也告诉大家,看到祖父母们认真在做"踮脚尖"和"深蹲"的练习,老人们家中的儿孙辈也会更加关注健康。

镰田医生在关于老年人需要补充更多蛋白质的讨论中,介绍了"低盐茶叶鸡蛋"。这是一道很简单的菜,只需将煮熟的鸡蛋在调味液中浸泡即可。就连我这个信奉"男人不下厨房"的老派九州男儿,也能学会这道菜。而且我觉得味道非常好。因为乌龙茶的颜色和拌面调味料的棕色很相似,所以虽然它的盐含量很低,但是按照镰田医生的创意,它能"用颜色欺骗你,让你感到味觉上的满足"。这是过去五年来,我们许多学员一直在做的一道热门菜。镰田塾现在是一个拥有1100名学生的大家庭。我们积累了运动功能测量数据并持续监测镰田塾活动的效果。最新的好消息是，在 2021 年国家健康保险协会发布的 2020 年健康预期寿命排名中，佐贺县女性以 85.2 岁位列全国第一。这样的成就，是不是已经接近一座卖不出去药的城市了？

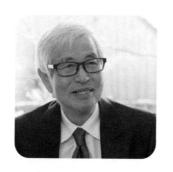

清水株式会社
社长 沟上泰弘

　　昭和十九年（1944 年），生于佐贺县。毕业于东京药科大学。平成四年（1992 年）创办清水株式会社。"新老人协会"佐贺分会负责人。

镰田的发言

　　沟上会长被任命为新成立的"SAGA ARENA"的总裁。通过举办篮球、排球等专业运动以及松任谷由实、B'z 的演唱会等，努力发展当地体育、文化事业，振兴城市发展。我也为镰田塾的每一位学员，提供严格的指导，让学员们学会预防和避免身体功能的衰退。虽然我已年近 80 岁，但我的身心都很健康。

当我想以前所未有的方式写一本关于饮食和健康的书时，突然一句听起来像咒语的话浮现在我脑海中："肌、骨、血、脑、肠"。

肌肉、骨骼、血管、大脑和肠道。

这本书，会让你身体中关系到健康的五大组成部分更加富有活力。

不过，不要太努力。

不要忍耐，去吃美味的食物吧。听上去有点怪，但这就是镰田实的风格：只需要稍微花点心思。

这就是为什么这本书能提供这么多令人兴奋的新建议的原因。

我们推荐直接影响大脑的健脑食物，我们也推荐具有增肌效果，从早晨就开始补充大量蛋白质的"高蛋白早餐"，以及只需要简单地改变进食顺序，就成效非凡的"蛋白质优先饮食法"。

"盛宴味噌汤"是味噌汤的进化版，配菜丰盛，加入了培根和鸡蛋，营养丰富。只需一杯即可成为一道美味的配菜，并且非常适合预防身体功能衰退和与年龄相关的肌肉损失。

如果你超过了60岁，就不再适合节食了。更健康的做法是，吃用肉、蔬菜和蛋黄酱制成的快速版西西里焗饭，获取丰富的营养，以达到增肌的效果。我也很想把用高野豆腐简单制作的小零食，用乌龙茶浸泡的低盐茶叶鸡蛋这些补充蛋白质的增肌利器推荐给大家（它们真的很好吃）。

另外给大家分享了一些看似平常，却富有巧思的独特想法，比如在味噌汤里添加牛奶，每天早晚各喝一杯牛奶，早餐奶增肌，睡前奶助眠等。

如果这本书能让大家的肌肉、骨骼、血管、大脑、肠道都健健康康，那么会有更多的人直到95岁能都享受每个月独自去温泉一日游、在食堂吃炸猪排盖饭的生活。

本书的编写得到了多方人士的鼎力支持，在此衷心感谢佐贺大学医学部附属医院肝病中心特任助教原渚老师、沟上药房注册营养师木村早希女士、清水株式会社沟上泰弘社长以及吉村知佳子女士、Ascom 出版社的菊地贵广先生、编辑人员半泽则吉先生和印田友纪女士在本书编写过程中给我的帮助。

每个月都与大家通过线上会议筹备本书的编写，与各位在佐贺县齐心协力，最终才能创作出这样一本有趣的书。我由衷地向各位致以最诚挚的感谢。

医生　镰田实

本书原版制作团队

编辑统筹	柿内尚文
编辑担当	菊地贵广
编辑协力	半泽则吉、印田友纪
企划协力	原渚、木村早希、吉村知加子
设　　计	田村梓
排　　版	藤田光
写　　真	中村圭介
插　　图	寺井真希
校　　对	柳元顺子